护理中的人文关怀

主　编　刘惠军　强万敏
副主编　陈育红　黄知伟
参编人员（按姓名汉语拼音排序）
　　　　陈育红　高立津　管明华
　　　　黄知伟　晋　雪　李　倩
　　　　李苗苗　刘惠军　强万敏
　　　　张笑颖　甄晓伟

北京大学医学出版社

HULI ZHONGDE RENWEN GUANHUAI

图书在版编目（CIP）数据

护理中的人文关怀/刘惠军，强万敏主编．—北京：北京大学医学出版社，2017.8（2022.6重印）
ISBN 978-7-5659-1664-9

Ⅰ．①护… Ⅱ．①刘…②强… Ⅲ．①护理学－医学伦理学 Ⅳ．①R47②R-052

中国版本图书馆CIP数据核字(2017)第208825号

护理中的人文关怀

主　　编：刘惠军　强万敏
出版发行：北京大学医学出版社
地　　址：（100191）北京市海淀区学院路38号　北京大学医学部院内
电　　话：发行部 010-82802230；图书邮购 010-82802495
网　　址：http://www.pumpress.com.cn
E-mail：booksale@bjmu.edu.cn
印　　刷：中煤（北京）印务有限公司
经　　销：新华书店
责任编辑：许立　王孟通　　责任校对：金彤文　　责任印制：李啸
开　　本：880 mm×1230 mm　1/32　　印张：6.5　　字数：150千字
版　　次：2017年8月第1版　2022年6月第3次印刷
书　　号：ISBN 978-7-5659-1664-9
定　　价：25.00元
版权所有，违者必究
（凡属质量问题请与本社发行部联系退换）

前　言

护理的本质就是为患者提供更好的关怀和照护，让人道主义和慈善的光辉照进伤病者的肌体和心灵。现代护理学所倡导的"全人照护"护理理念，更是强调护理工作应该尊重人的价值和尊严，维护患者身体、心理、社会及心灵的完整。本书遵循"全人照护"的护理理念，强调在护理工作中融入人文关怀，通过人文氛围的营造，服务态度的改善，与患者沟通的加强，有针对性的心灵关怀，多元化的健康教育和全方位的社会支持，增强患者战胜疾病的信心和勇气，使其学会健康的自我管理方法，提高患者的生存质量。

本书由天津医科大学医学人文学院与天津市肿瘤医院护理部合作完成。为了提高本书的可读性和临床指导意义，我们在写作方式上进行了一次全新的尝试。首先以工作叙事的方式请肿瘤医院乳腺一科的护士记述她们自己的人文护理故事，这样一幅幅人文护理的图景就铺开了展现在我们的眼前。然后我们再通过反复交流与切磋，提炼补充知识要点和理论阐释。回望以往的写作，我们习惯于从文献和数据中找资料，但在本书编写中，我们将写作的组织顺序反转过来，扎根到护理实践去，踏着护士们的脚步、追随着护士们的身影，从他们的举手投足、一言一行、一颦一笑中去体味护士的人文修为。从他们的工作流程、护理内容、工作重心和工作方式中去感知人文护理的要义。故事本身可以为一线护理人员提供实践范本，知识和理论阐释可以帮助护理人员提升认识。

本书是在我们与天津市肿瘤医院合作开展"癌症生存者创伤后成长"项目（教育部人文社会科学研究一般项目资助，批准号：11YJA190010）过程中完成的，所以本书的章节安排建立在肿瘤患者的护理实践基础上，虽然有些场景具有特殊性，但其中存在的人文护理内容应该具有普遍性。希望本书有助于推动人文护理事业的发展。然而，由于本书的编写是一个新的尝试，人文内容的阐释还不够深入，护理知识与人文内容的融合还显得生硬。我们衷心希望读者提出宝贵意见和建议。

感谢北京大学医学出版社对人文护理的推动热情，感谢本书编辑许立老师给予我们的充分信任，使我们有了如此自由探索的空间。感谢我们的写作团队，谢谢大家的通力合作。

编者
2016年初冬于天津

目　　录

第一章　迎接新患者 …………………………………… 1
　　一、入院护理的含义 ……………………………… 4
　　二、入院护理的内容 ……………………………… 6
　　三、入院护理的原则 ……………………………… 8
　　四、入院沟通的礼仪 ……………………………… 9

第二章　劝说违规患者 ………………………………… 13
　　一、患者住院期间常见的违规现象 ……………… 15
　　二、如何劝说违规患者及家属 …………………… 16
　　三、如何防范违规现象 …………………………… 17
　　四、劝说违规患者的原则 ………………………… 18

第三章　妥善管理患者自备药 ………………………… 20
　　一、自备药的管理 ………………………………… 22
　　二、消除患者疑虑 ………………………………… 23
　　三、提高患者依从性 ……………………………… 25

第四章　晨间护理 ……………………………………… 30
　　一、晨间护理 ……………………………………… 32
　　二、晨间护理中的交流 …………………………… 34
　　三、晨间护理交流中的原则 ……………………… 35
　　四、晨间护理交流的技巧 ………………………… 38

第五章　晚间护理 ……………………………………… 42

一、晚间护理 ………………………………………… 45

二、晚间护理交流的注意事项 ……………………… 47

三、晚间护理交流的策略 …………………………… 47

第六章　术前护理 ……………………………………… 49

一、术前护理的内容 ………………………………… 51

二、术前护理的人文法则 …………………………… 53

三、术前护理中的沟通 ……………………………… 54

第七章　等待手术患者的安抚 ………………………… 57

一、术前焦虑 ………………………………………… 59

二、术前患者情绪安抚 ……………………………… 60

三、术前交流的注意事项 …………………………… 63

第八章　安抚沮丧、绝望的患者 ……………………… 65

一、患者的沮丧和绝望情绪 ………………………… 68

二、沮丧和绝望患者的心理疏导 …………………… 69

三、改善患者的社会互动 …………………………… 73

第九章　对高压力患者的心理疏导 …………………… 75

一、压力 ……………………………………………… 78

二、住院患者的压力源 ……………………………… 79

三、住院患者的压力应对策略 ……………………… 81

第十章　与愤怒患者的沟通 …………………………… 86

一、分析患者及家属愤怒的原因 …………………… 89

二、与愤怒患者及家属的沟通策略 ………………… 90

第十一章　对重症监护室患者的心理护理 ········ 93
一、重症监护室中的护理重点 ········ 96
二、全麻手术后的心理护理 ········ 100
三、与重症患者的治疗性沟通 ········ 103
四、重症患者心理护理的误区 ········ 105

第十二章　与患者家属的沟通 ········ 107
一、患者家属的心理特点 ········ 110
二、与患者家属沟通的必要性 ········ 112
三、与患者家属的沟通技巧 ········ 113
四、与患者家属沟通的策略 ········ 115

第十三章　术后康复指导 ········ 119
一、康复指导的必要性 ········ 122
二、康复指导中存在的问题 ········ 123
三、康复指导中的"人文关怀" ········ 124

第十四章　术后心理疏导 ········ 127
一、患者术后常见心理问题 ········ 130
二、护士开展心理疏导的建议 ········ 131
三、术后心理疏导的人文意义 ········ 134

第十五章　化疗阶段的人文护理 ········ 136
一、化疗患者的特点 ········ 138
二、化疗阶段护理的内容 ········ 139
三、化疗阶段人文护理的原则 ········ 141
四、建立指导-合作型的护患关系 ········ 142

第十六章　术后出院指导 ………………………………… 145
　　一、出院指导 …………………………………………… 149
　　二、手术患者出院前的问题 …………………………… 150
　　三、健康指导应遵循的原则 …………………………… 151
第十七章　出院流程指导 ………………………………… 155
　　一、指导患者出院应遵循的原则 ……………………… 158
　　二、患者出院时的工作礼仪 …………………………… 160
　　三、与不同患者的出院沟通 …………………………… 161
第十八章　患者随访 ……………………………………… 163
　　一、患者随访 …………………………………………… 165
　　二、患者随访的意义 …………………………………… 167
　　三、患者出院随访的内容 ……………………………… 168
　　四、患者随访的形式 …………………………………… 169
　　五、患者随访的礼仪和技巧 …………………………… 172
　　六、随访的时间和频率 ………………………………… 175
第十九章　"特殊患者"的人文关怀 …………………… 177
　　一、护理中的"特殊患者" …………………………… 180
　　二、"特殊患者"的"特殊护理" …………………… 183
　　三、"特殊护理"的原则 ……………………………… 186
第二十章　特殊日子的人文关怀 ………………………… 188
　　一、疾病与患者"叙事能力"的丧失 ………………… 193
　　二、在"节日情境"中聆听患者的生命故事 ………… 194
　　三、人文护理的道德要求 ……………………………… 195

第一章　迎接新患者

　　住院对于每一位患者及其家庭来说都是生活中的大事，疾病的严重性、检查的复杂、治疗的风险和生活上的诸多不便会让患者处在高度的应激状态。一句轻轻的问候，一个温暖的微笑，一些耐心的解释，能够冲淡患者对疾病的恐惧、对医院生活的忧虑，也能够拉近医患之间的距离，将爱与善的种子撒播到彼此的心田。

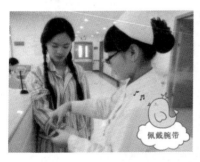

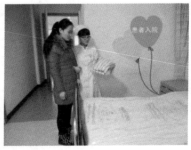

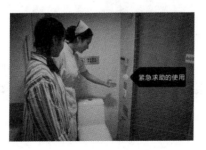

护理故事

患者，王阿姨，女，65岁，因右乳肿物入院治疗。在护士站办理入科，主班护士小卢为王阿姨佩戴腕带。

主班护士小卢："王阿姨这腕带上面记录您的住院信息，在您检查和治疗时需要进行身份核对，住院期间千万不能私自摘下！这个腕带不怕沾水，也不影响您日常活动，咱一定要戴着，医生护士们在做任何诊疗前都会利用腕带与您核对身份信息，请您配合，这位是您的责任护士小王，由她带您去病房。"

护士小王将新入院的王阿姨领进病房，微笑着说："王阿姨，您好！我是您的责任护士小王，以后您住院期间的护理工作都由我来负责。您住19床，这两位是您的室友王姨和李姨。"小王热情地为王阿姨介绍病房环境和设施物品的使用，一边熟练地将病床上覆盖的消毒薄膜取下，一边说道："阿姨，这张床就是您的，已经消过毒了，床单被褥枕套都是新换的，您可以放心用！如果脏了我们会及时更换，病房里有独立的卫生间，您要穿防滑拖鞋，注意安全避免滑倒，而且卫生间配备了报警按键，在卫生间出现紧急情况您可以使用，我们会及时赶到。"

王阿姨："姑娘，我没带暖壶，要是想喝热水怎么办？我这岁数大了喝不了凉水！"

护士："阿姨，您不用自己带暖壶，咱这儿有，一会儿护工会给您打好热水送过来的！开水间就在护士站后面，提供24小时开水。"

王阿姨："姑娘我带的这些东西都放哪儿呀？"

护士走到橱柜旁边，拉开19床的柜门说："您看这是您的柜子，上层可以放些衣服，下层可以放一些生活用品。您床左边的这个柜子是您的床头柜，也可以放一些日常用品，柜子旁边有个拉杆，可以晾湿毛巾。住院期间带些常用的物品就足够了，咱这个疾病住院时间不长，为了咱自身健康，一定得保持卫生！"

王阿姨："行！姑娘，我这是第一次住院，我换了地方睡不着觉，我先回家住几天，等要手术了我再回来行吗？"

护士小卢："阿姨，住院期间为了保证您的安全是不能私自离院的，如果在院外出现意外情况是很危险的，您就把这儿当成自己家，安心住在这儿熟悉一下新环境，病房墙上有电视，您休息时也可以看看电视、和病友聊聊天！还有很多小护士您还不认识，有什么不清楚的您可以随时问，如果您实在需要外出的话，要经过医生同意并向护士请假说明原因，注明离院和归院时间，在家属陪同下才能外出！"

王阿姨："那行吧，我就是一住院就有点紧张啊，家属晚上能留下来陪我吗？"

护士小卢："阿姨，您别紧张！我评估您身体状况还不错，看您自理能力活动都可以，咱术前就不留陪伴了。他们也很忙有很多事情需要做，在医院也休息不好。手术之后要根据您身体状况来看需不需要家属陪伴。"

王阿姨："好的，我知道了！"

护士小卢："阿姨，您以前做过其他的手术吗，身体有没有其他不舒服的地方？"

王阿姨："没做过手术，这是第一次住院，我平时有高血压！"

护士小卢："您平时血压控制的怎么样？吃什么药吗？"

王阿姨："还行吧，吃的是拜新同，是我儿子从中心医院给我拿的，吃完药血压130/80吧！"

护士小卢："那血压控制的还可以，您放松心态，换了环境晚上要是睡不着觉可以尝试吃一些安眠的药物保证睡眠，早上咱再量个血压看看。阿姨，您的主管医生是张主任，我已经通知他，很快他就会过来看您了。张主任的办公室在护士站旁边，有事情您可以找他，您有疑问，随时可以与我们沟通，我们解决不了的，会及时与主任沟通。"

王阿姨："好的，给我做手术的是张主任吗？"

护士小卢："是的，阿姨，您的手术将由张主任和他的助手一起来完成。张主任特别有耐心，手术之前会跟您和家属谈话，把手术相关情况和注意事项交代得非常清楚！您需要做的就是做好术前检查，调整好血压和血糖，放松心情，耐心等待手术就可以了。"

王阿姨："好的，谢谢你了！"

护士小卢："阿姨，我这儿暂时就没什么事了，您先休息一下！咱这儿晚上九点交接班，十点之前熄灯休息；床头有呼叫器，如果有事情您可以随时叫我们。"

一、入院护理的含义

入院护理是指患者初入院时，护理人员对其进行的一系列护理工作。入院护理从护理人员帮助患者登记入院手续，向患者介绍住院环境开始，是对住院患者护理的第一步，也是护理工作的重要组成部分，对患者住院期间的治疗及康复效果有着重要的影响。入院护理的内容主要包括入院评估与健康指导。根据入院评估，医护为患者制订个性化的护理方案及治疗方案；入院健康指导目的在于促使患者熟悉并适应医院的环境，保证患者安全，建立医患之间的信任关系。

住院患者与门诊患者有着不同的生理与心理特征，在特殊的治疗及康复过程中，住院患者的需求也更丰富且具有差异性。因此，对住院患者的护理工作要求护理人员在患者初入院时就要做好充分的准备。

首先，住院患者通常病情较严重，其中很大一部分患者还需要接受手术治疗，有可能面对由此而带来的生理损伤、肢体缺损甚至是生命危险。医护人员需要对患者的身体状况进行全面的了解与评估，制订周密的护理与治疗方案。因此，在入院时的治疗性沟通至关重要。包括询问患者病史、用药史、过敏史，测量体温、脉搏、呼吸、血压，介绍主管医师及责任护士，讲解检查及治疗的流程及安排等。

其次，住院患者的心理特征较普通患者也更为复杂。患者入院时，或是对陌生的人、陌生的环境以及未知的治疗手段充满抵触与困惑，或是承受着生理的疼痛及对不良预后的焦虑与恐慌，又或者难以摆脱因为肢体的残缺或病损而带来的自卑。护理人员在与入院患者的一般性交谈中，亲切的言语、周到的服务、细致的关怀可以有效消除住院患者的不良情绪，使患者尽快适应医院的环境及身份的转变，重建患者的信心与自我认同。包括为入院患者准备所需用物，介绍病室及病区环境，介绍临床病友及成功案例等。

二、入院护理的内容

（一）评估入院患者的需求

1．生活需求　包括患者日常饮食、用物、生活起居和睡眠等各方面的生活习惯。

2．医疗需求　包括认识主管医生和责任护士，明确治疗方案的内容和预后，（如果需要手术的）知晓术前检查和注意事项。

3．心理需求　包括因环境和人员的陌生引起的焦虑心理，因对疾病和治疗方案不熟悉导致的恐惧和担心，自尊与被爱的需要，重建自我认同和归属感的需要。

（二）入院介绍

1．主动向患者介绍主管医生和责任护士　患者入院的主要目的是治疗疾病，所以介绍主管医生和责任护士是满足新住院患者住院需求的第一步，也是关键的一步。接下来患者才会配合医院的其他管理工作，因为解决首要问题是开展诊疗护理的关键。

2．主动向患者介绍病房设施和环境　由于新入院患者对医院和病房环境的陌生，可能产生一系列的应激反应，如失眠、便秘、紧张、焦虑、恐惧等各种不适应的症状。为防止类似应激反应发生，护士要主动向新住院患者介绍病房的环境、设施和设备，介绍同室患者，拉近与患者间的距离，逐渐取得其信任，在减轻患者的不适反应的同时，保证患者住院安全，防止不良事件发生。

3．向患者介绍病房的规章制度　医院的规章制度包括作息时间、膳食服务、探视陪伴、安全管理等。切忌传统的一味强硬要求和灌输形式的入院宣教。护理人员的语言魅力应该在这里充分展示。语调柔和、态度亲切、面带微笑，在轻松、自然的交谈环境中进行相关制度的介绍；介绍时语言要讲究技巧，不用命令式的语言要求患者遵守，多倾听，交流中不要轻易打断患者说话，学会尊重且从患者的角度出发，说明这些制度的由来和必须遵守的原因。如上述对话中，介绍住院请假制度时，向患者说明如果随意外出就可能耽误治疗或手术，劝说其尽量减少外出，但如果患者有急事需要外出时，问明原因，可以向医生或护士请假备案，留下联系方式等。说话留有余地，为患者考虑周全，患者的疑虑和不满就自然消除了。对于身体虚弱、行动不便的患者尽力帮助解决。

（三）入院评估

入院护理不只是单纯的介绍环境、设施和医务人员，重要的是通过与患者的自然交谈了解患者的主诉、患病经过、既往史、家族史和用药史，评估患者的生命体征、意识状态、活动情况、自理能力、皮肤、饮食、睡眠、清洁情况、现存及潜在护理风险及心理社会状况等，制订相应的预防和护理措施。必要时启用跌倒、坠床、压疮、自理能力、导管滑脱等风险评估表，做好入院护理记录。有特殊注意的问题班班交接，加强观察和护理。很多临床护理人员在与新住院患者的交流中能够做到一般性的交流，但治疗性的沟通也是非常必要的，是考验护理人员专业能力的开始。对积极促进患者情绪平复及积极配合治疗起到关键作用。

（四）了解患者的首要问题并辅助解决

由于新住院患者的生理和心理特征不同，住院以后的首要问题也会存在差异。解决首要问题是核心护理问题。那么患者住院都会存在哪些首要问题？如何快速有效地识别首要问题？这时入院评估就显得尤为重要。接诊患者时通过患者神态，语言交流或者询问而进一步了解患者的病情和基本信息，然后进行床旁相关信息的进一步采集，对患者的生理、心理、家庭、社会各方面情况有一个整体的认识和了解，通过细致的评估和细腻的观察收集第一手资料，获知患者的首要问题，并及时给予解决，这是患者对护士能力的第一次考验，也是患者对护士建立信任关系的第一步。

三、入院护理的原则

（一）热情

在与新入院患者的交往中，主动热情的迎接并接纳患者，是建立良好护患关系的重要基础。热情友好可以使人与人之间变得亲密，是人际沟通的催化剂，可以让患者感到舒服、放松、愉快，觉得自己受欢迎、被接纳、受重视。热情可以用语言也可以用非语言方式来表达，如细微的面部表情、眼神、肢体语言（一个轻轻的拍肩或抚摸）、身体的姿势（俯身弯腰）以及空间距离等。

（二）尊重

虽然患者可能来自社会各个阶层，但在人格上大家都是平等的，没有高低贵贱之分，因此必须相互尊重，礼貌待人；注意保护患者的隐私，在患者愿意将自己的心思向护士倾诉时，护士必须注意语言的保护性，特别是患者的生理缺陷或隐私，切不可当新闻传播；尊重还体现在细节中，如与患者交谈时注意力集中，注视患者，保持目光接触，适当地微笑，恰当地称呼患者并介绍自己等等。

（三）真诚

真诚最根本的特点是向对方表达真实的想法和感受，展示一个真实的自己。作为护士，真诚是获得患者和同事信任的重要一步。在人际交往中，细微的行为往往体现真诚，如记住对方的名字或小小的嗜好，一个对对方富有意义的日子等。真诚对待别人，同样也会获得他们的真诚相待，这是和谐人际关系发展的基础。

（四）共情

共情是指通过沟通体验并理解他人内心世界并对这种理解进行恰如其分的表达。切身地感受到他人的需要和困扰，并提供适当的帮助。学会在人际关系中换位思考既是一种态度，也是一种能力。它表现出对他人的关切、接受、理解、珍惜和尊重。共情原则适用于任何状态下的患者，因为他总能最大限度地理解别人，并用平和的心态与他人相处。即使与他人产生矛盾，具有共情能力的人也能平和地以建设性的方式去处理。共情不等于对他人的感情表示遗憾，也不是表达慰问，而是一种中立的价值观。温暖地传达切实的关怀，帮助患者解决问题。

四、入院沟通的礼仪

礼仪技巧在护患初次接触中尤为重要。恰当得体的沟通礼仪能够拉近护患之间的关系，建立护患之间的信任，消除患者对医护及治疗的抵触，使患者感受到被爱与尊重，同时使医护的工作能够得以顺利开展。

(一)仪表礼仪

在仪表礼仪中,仪容是重中之重。仪容包括三层含义:仪容的自然美、修饰美和内在美。由于护理工作的特殊性,要求护士将内在美与外在美融为一体,具体要求是健康端庄的外貌、自然传神的表情、恰到好处的化妆修饰以及高尚的职业道德情操,给人留下亲切、温和、仁爱的"白衣天使"的美丽形象。仪容要自然清新、干净整洁,尤其保持面部、口腔、头发、手的清洁;化妆应遵循淡雅自然、协调得体的原则;发型要展现护士优雅气质,突出职业魅力,美观的发型能给人一种整洁、庄重、洒脱、文雅的感觉;正确佩戴燕尾帽或圆帽,体现护士庄重、严谨的职业特点,展示救死扶伤、朴实高雅的职业精神。

(二)称谓礼仪

一个小小的称谓在人际交往中起着重要的作用,一是表示尊重,二是明示关系。护士迎接新患者时要使用敬称称呼对方,以示尊重。由于患者的职业和职务的不同,可以采取不同的称呼方式,比如称呼患者的职务(王院长、王校长、王经理、王主任、王法官等)、技术职称(王教授、王主任等)、职业称呼(王老师、王医生、王律师等)或是泛尊称(王阿姨、王叔叔、王大爷、王大娘、王先生、王女士等)。不论何种形式的称谓要注意:不能总更换称谓方式,容易引起患者反感;不能不加称呼,以"哎"或"喂"开头,最后引发患者的不满,甚至交流障碍;不能直呼床号等不够正规的称呼方式(除了临床核对工作时用),也不能随意使用绰号或不恰当的昵称。总之称谓礼仪要慎用称呼、善用称呼,征求患者同意,以患者满意的方式称呼。合理的称谓将为护患交流开辟一条光明之路。

（三）自我介绍

介绍是最基本的社交礼仪。在人与人的交往中，第一印象是最深刻的，社会心理学中称为"首因效应"。掌握自我介绍的技巧才能为患者留下良好的第一印象。

- 首先要把握好时机，选择在患者平静，周围环境相对安静舒适的情况下进行自我介绍；
- 介绍要简单明了，"王大娘，您好，这里是某某院某某病房，我是您的责任护士张某某，您叫我小张就好！您住院期间由我来负责您的治疗、护理等工作，您有什么要求或疑问都可以跟我说，我会尽力帮助您的！"
- 态度要得体：举止稳重、表情自如、亲和、友善，显得落落大方、笑容可掬；
- 注意互动：自我介绍时要注意对方的感受和反馈，微笑致意，并作出礼貌性的回应。

（四）言谈礼仪

由于护士职业的特殊性，护理人员的"言谈"可以"治病"，也可以"致病"。诚恳、体贴、礼貌的语言，对于患者来说，就如一剂良药。护士言谈礼仪应注意：

- 善用礼貌用语，语言要文明、得体、谦和，能让患者心平气和、信任护士，愿意成为护士的朋友，并积极地配合治疗；
- 表现出对患者善意的关怀与同情，言语要具有安慰性、鼓励性和教育性；
- 遵循医学语言的准确性，解释性。做到言简意赅、科学规范、通俗易懂；说话切记啰嗦冗长，发音要准确、语调柔和，语意清楚、精炼、明确；

- 注意语言的可信赖性，不说大话，不做无畏的承诺。

美国训练大师卡耐基说过：一个人的成功，85%取决于其人际关系，15%取决于专业技能。护士在学好服务礼仪的同时，也要不断地加强专业技能和理论知识的学习。如果只注重服务礼仪，缺乏专业技能，患者对护士的认可度就会大打折扣，相反只注重专业能力培养和锻炼，不重视服务礼仪，患者同样对于一个埋头苦干不说话的护士不买账。人性化的优质护理服务就是要护士既要提高专业素质，也要培养人文服务素养，灵活运用专业技能和人文服务技巧为患者提供系统化的、整体的、全面的服务。

（黄知伟　李苗苗）

第二章　劝说违规患者

患者在住院期间由于各方面原因会出现违反医院规章管理制度的情况。劝说违规患者令其心悦诚服地接受相关制度和规范流程，是一门艺术。劝说违规患者同时也是一把双刃剑。做不好会引发冲突，伤害彼此感情。对"违规"患者进行合理的劝说，不仅能够体现护士的责任心，也能够将尊重和关怀融入其中。

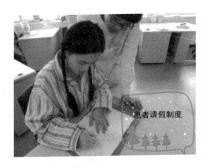

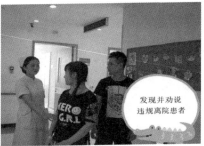

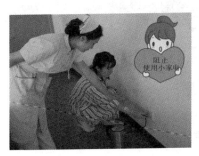

护理故事

19床王老师办理入院手续后,未经主管医生同意私自外出,责任护士小刘打通患者电话与其进行沟通,劝其归院。

护士小刘:"您好!这里是肿瘤医院乳腺一科,请问您是王某某王老师吗?"

王老师:"是的,你们找我有什么事吗?"

护士小刘:"王老师您好!我是您的责任护士刘某某,方便告诉我您现在在哪吗?"

王老师:"不好意思啊,我知道你们那不让私自回家。我现在在家呢,今天的检查也都做完了,在医院呆着也没啥事我就偷偷回来了。"

护士小刘:"王老师,是这样的,您也知道医院有规定,患者在住院期间如无特殊情况是不允许离开医院的。您在办理住院手续时,也已经跟您讲过了,您有什么特殊的事情一定要回家吗?"

王老师:"哦,其实我没啥事,我就回家呆一宿,明天一早就回去,行么?"

护士小刘:"王老师,我还是建议您现在返回医院比较好!您的检查虽然都已经做完了,但是您有过心肌梗死病史,您这几天也没休息好,情绪上也不稳定,您在家万一出现什么突发情况,家属又缺乏急救措施和抢救设备,会直接威胁到您的生命安全的,这也是为了您好!另外您的主管医生随时会到您的床边了解、掌握您的病情和生命体征,以便根据您的自身情况为您安排合适的手术时间。为了安全起见,我还是建议您现在返回医院。"

王老师:"哦,那好吧!你说的有道理,我在家吃完饭就回去,顺便带一点儿生活必需品,以后就不往家跑了,行吗?"

护士小刘:"好的!咱病房环境安静、舒适,您可以在术前适应一下环境,以便术后好好地休养,护士可以随时帮您解决生活上的问题,您有什么需要找我们就行,您就踏踏实实地住院,别想太多了。我是您的责任护士刘某某,您回来后找我就可以。"

王老师:"听你说的我都不好意思了,谢谢!谢谢!你们也是为我着想!我吃个饭这就回去!"

护士小刘:"好的,您最好让您家人送您回来,您自己一个人,大家也都不放心。这样能保证安全,我会等您回来,路上注意安全!"

王老师:"好的,哎哎……谢谢你!"

一、患者住院期间常见的违规现象

为了保障患者在住院治疗期间的人身安全和就诊治疗秩序,医院会制定相关的病区管理制度,但是由于各种原因,患者或家属往往会出现违规行为。常见的违规现象主要包括:

(一)病房环境管理要求违规

不佩戴腕带,未请假随意外出,用物存放不符合规范,病房电视等噪声过大,夜间影响其他患者休息睡眠等行为。

(二)家属探视陪伴要求违规

家属探视陪伴不合要求,如探视陪伴人员过多,家属在病房大声喧哗、乱扔垃圾,陪伴人员与患者同躺一床或是躺在暂空床,陪伴床安放位置不合理,陪伴人员使用病房浴室洗澡影响其他患者正常洗浴等。

（三）病房安全管理要求违规

患者的自管药品保存未与医护人员进行沟通，患者及家属故意损坏病房设施，在病房使用小家电，或在病房、楼道及电梯间内明火吸烟，在病房内进行小型聚会或设宴饮酒，在带电源插座的医疗设备上充电，携带刀具锐器等管制刀具，带宠物进病房，以及贵重物品不严密收藏保管等。

二、如何劝说违规患者及家属

在护理工作中，面对患者及家属的违规行为，医务人员有时会态度急躁、行事直接，这样不仅不能解决问题，还会激化矛盾，常常事与愿违。那么如何劝说违规患者才能够获得患者的理解与配合、避免引发冲突呢？处理违规现象需要注意以下几个方面：

（一）倾听患者的主诉

只有耐心地倾听，才能真正地了解患者的需求。在对话中，发现对方所讲问题的实质，感受对方所体验的情感，把握对方所持有的观念等，从中提取有效信息，充分了解患者的困难和所需。接下来制订合理的解决方案，或是通过对相关疑问的讲解说明，消除患者的偏见、化解患者的忧虑。

（二）提供必要的支持

疾病给患者身心健康带来了很大的影响，家属也会由此产生应激性反应，良好的支持系统能促进患者及家属采取积极的应对方式，积极的应对方式能够激发患者配合疾病相关治疗的主动性，保障治疗活动的顺利开展。

（三）及时纠正违规行为

当患者发生违规行为时，护理人员需要及时与患者沟通，纠正其错误行为，从患者利益出发，讲清楚制定制度的原因及合理性，寻求患者的理解，共同制订改进措施并加强监督指导。例如，患者未按规定请假私自离院，护理人员发现后，应及时与患者取得联系，主动了解患者离院的原因，向其说明医院的规章制度，讲清管理的重要性；表达对患者困难的理解与体谅，用宽容的态度对患者的行为进行纠正；在不激化矛盾的前提下，提出双方都认可和满意的解决方案。

三、如何防范违规现象

（一）加强入院宣教

一方面，患者入院时，护理人员需向患者及时宣教医院有关规章制度。病房接到住院通知后，责任护士及时接待患者，主动热情、态度和蔼、认真耐心。责任护士向患者主动做自我介绍，在认真核查患者信息的基础上，做好入院介绍。包括：病房环境、设施，责任医师和护士、作息时间、膳食服务、探视陪伴、安全管理等各项规章制度。入院宣教不是完成即可的任务，更要注重入院宣教的效果评测，了解患者掌握的情况，对患者还未完全掌握的问题进行再次提醒或多次指导。入院后科室规章制度的宣教不是一次性就能解决的问题，需要持续地评估存在的问题以及未掌握的情况，提出改进的具体措施。

另一方面，在患者入院以后，护理人员需要通过与患者的沟通交流，及时掌握患者在治疗过程中的特殊困难及需求。例如，某些行动不便的患者，在坐位时可能与常人无异，但直立行走时必须依靠助行器等用具，此时便应给予特殊的关注和健康指导。切忌对患者的需求置之不理，当其需求与规章制度相冲突的时候，便会出现矛盾。深入了解患者的困难和需求，并尽量予以满足，是能够让患者感到便捷与温馨的一种有效途径。

（二）加强观察和巡视

加强观察和巡视，注重患者的问题反馈。通过及时的信息反馈，如实地反应患者对于院内制度的态度、看法，通过与患者的接触了解入院宣教的优缺点，尽量以患者能够接受的方式开展宣教，评价实施效果，持续改进。

（三）加大日常宣传和指导力度

医院及科室各项规章制度的宣教不能仅仅停留于入院时的介绍，在日常的护理中，护理人员需要不断向患者讲解与强化；同时，宣教也不仅仅是对患者的宣教，护理人员还有必要注意与患者家属的沟通，避免家属的行为违规，争取家属和护理人员共同帮助患者解决违规的问题。日常宣教要动之以情、晓之以理，在传统的单方面告知患者的基础上，尽量取得患者及家属的理解和配合，如果家属参与管理，患者更容易接受和听从。

四、劝说违规患者的原则

（一）推己及人换位思考

换位思考即共情的能力，中国传统医德尤其强调医务人员对患者角色的感知，孙思邈说"见彼苦恼，若己有之，身心凄怆"，清代徐廷祚说"易地以观则利自淡矣"，时刻从患者的利益出发，设身处地地替患者着想是医务人员最基本的道德义务，也是建立良好医患关系的前提条件。尤其当患者与医疗机构发生矛盾冲突时，换位思考是发现问题根源、寻求解决方案的最合理有效的手段，切忌将医务人员的想法强加给患者。

（二）亲和友善以理服人

劝说违规患者时态度不能过于强硬，切忌与患者及家属争辩，忌态度恶劣、强硬，不能采取逃避的态度，要主动表明解决问题的态度；除了劝说以外还要帮助患者分析出现问题的原因和改进措施；态度要亲和友善，转变传统宣教观念，充分尊重患者的态度和意愿；以患者为中心，为患者及家属切实解决实际问题，使制度的推行更加柔和亲民，预防和避免违规现象再次出现。

（三）及时纠正改善管理

出现违规现象时，切忌只是一味地责怪患者。只有寻找医院管理存在的问题，发现医护人员工作中的疏忽，虚心采纳患者提出的建议，制订改善的措施与方案，才能够更好地实现医院管理，更好地维护患者的利益，促进和谐护患关系的建立。

（高立津　黄知伟）

第三章 妥善管理患者自备药

患者的自备药管理是入院后患者安全管理的重要环节。但患者往往不理解自备药为何归医院管理，表现出怀疑、担心、拒绝和反复等各种情绪。有效管理自备药不能单靠硬性要求的传统方法，加强人性化服务，在相互尊重、平等互信的基础上，弹性开展患者自备药管理是我们共同期待的新策略。

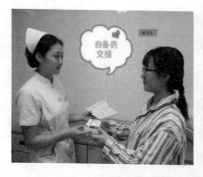

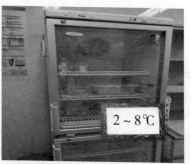

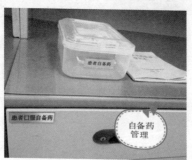

护理故事

33床患者家属根据医生的嘱托外出购买胰岛素,药物购回后医生告知患者及家属药物要交给护士统一管理,于是,患者和家属拿着所购药物来到护理站。

家属:"护士,这是我买的药,大夫说让我拿给你们保存。"

护士:"嗯,好,由我们帮您保存。"

患者:"护士,我们自己拿着不行吗?都往你们这交,弄错了弄混了怎么办啊?而且我这药挺贵的,一盒好几百块钱,放这给我弄丢了谁负责啊?"

护士:"是这样的,您把药放到护士站,等医生开具医嘱后由我们按照医嘱为您按时按量发药。我们对患者的自备药进行集中管理,这样是为了保证患者的用药安全,您完全可以放心。而且咱病房里有小冰箱,您用的又是胰岛素,需要专门的药物冰箱冷藏,您把药放我们这,我们都写上名字做好标签放进冰箱储存,不会混淆的,这样不仅可以防止丢失或者漏服药物,还可以保证药物保存的质量。"

患者:"能行吗?我们还是不放心啊!"

护士:"阿姨,您先坐下来,我跟您好好讲讲。阿姨,您看啊,我们都知道您这药五百多块一盒,真的是很贵重的。我们和您一样重视您自己购买的这些药物,您使用的这个胰岛素是要放到 2~8℃的冰箱中保存的。我们治疗室有专门存放胰岛素的冰箱,有电子温度显示,常年维持在 2~8℃,首先是药物质量得到了保证。我们冰箱是分层管理的,我们会在您的药盒上写上您的床号、姓名，做好标识，单独存放在一层。您看，这是我们的自备药登记本，本上有您的药品名称、数量以及您的相关信息，药物的存放和取走有家属确认的签字，药物的安全性又有了保证！你看是吧？而且贵重的药物，我们都会加锁保存，班班交接查对的。我们很重视自备药的管理，我相信您也会重视您的自备药，但是您不是专业人士，并不了解药物的保存方式和使用方法，我们帮助您管理的话，会使药物的药效发挥得更好。我们会在医生开完医嘱后根据医嘱按时按量用准确的方法给您用药，这样可以更大限度地提升药物的作用，您觉得我说的对吗？再说，您家属平时也忙，交给我们管理也更方便省心，您说是不是这个理儿？"

家属对患者说："要不就这样吧！放这我看也行，就别咱自己拿着了，咱也不会存着，也不会使，有时还容易忘了用药，我也没时间老过来，你自己稀里糊涂的别回头再弄丢了。就放这吧！"

患者："行吧，你说行就行，护士说的确实挺有道理的，就放这吧，放这我们放心。"

护士对家属和患者的配合表示感谢，患者及家属也微笑着满意地离开了病房。

一、自备药的管理

医院加强对自备药的管理主要是基于药品安全的管理需要。由于住院患者不同疾病的需要，刚入院患者常常因患有其他疾病而自带药品，常见的有降压药、降糖药、胰岛素针等。为了保证患者治疗期间的用药安全，防止用药过多出现配伍禁忌或用药依从性差导致用药时间、剂量、浓度等混乱或错误影响药效，护理人员在患者入院时就要严格评估患者的自备药，加强对自备药的管理，保证患者使用的每种药物的药效，严格保证用药安全。还有另外一种常见的情形是医生开具嘱托后告知患者要外出购买药物，患者及家属根据医嘱去院外购买相应药品后，回到医院也要交由护士保管。严格保管自备药物，一方面是因为患者可能是首次接触药品，不了解药物的名称、作用、保存方式和用药时间、次数、剂量、浓度、注意事项和不良反应等，可能会导致药品保管过程中出现保管不当而造成失效、丢失或损坏，另一方面也可能因为缺乏用药知识而盲目用药、用药无规律，出现用药危险事件，还可能耽误急性状态下的用药甚至危及生命。

而医院有严格的药品管理制度。接到患者自备药后首先在药品的药盒或包装上写清楚患者的床号、姓名或住院号等个人信息，然后根据药品贮藏要求（如有的要避光保存、有的要密闭保存、有的要冷藏、有的要冷冻、还有的需要防火隔热保存）保存在特定的容器或空间内（冰箱、药箱、专柜加锁、玻璃药盒、金属器皿等符合药物保存条件），严格专人负责，严格"三查八对"，认真做好药品使用情况的登记和记录，班班交接，做好查对。明确责任分工，每班要严格双人查对，并双签字。药品一旦出现问题，都要严格问责，必要时赔偿药品的损失。这样的管理制度，对患者用药的安全性起到了保证作用。医护人员具备药品管理的专业素质有能力也有实力帮助患者管好自备药。

二、消除患者疑虑

我们应该先了解患者对于护士管理自备药的担忧都有哪些并进

行分析，然后再逐个帮患者解除担忧。通常患者对于护士管理自备药的担忧一方面是来自药品方面，比如药品为贵重药品、对疾病的治疗作用大，患者通常就会特别看重此药，不管谁保管都会担心；另一方面是来自护理人员，由于缺乏对护理人员药品管理的具体制度和实行办法的认识，患者把药品交到护士手中时，通常就会不放心，无论有没有表现出来，内心活动会多少存在。

所以为了解除患者对于护士管理自备药的担忧和疑虑，护士需要跟患者或家属进行有效的沟通。

首先我们要肯定药物的珍贵和重要性，表现出对于管理自备药的重视程度，让患者充分认识到护士的责任心和同理心。同时善于把握患者的心理活动，不强硬要求，而是在理解和重视的基础上逐步打消患者对于自备药保管的心理防线。

其次要跟患者或家属讲明医院关于自备药管理的相关制度和实施措施，让患者从心理能够认同护士的管理能力和管理方法，从而卸下防备和紧张担心，把药品放心地交到护士手中。

最后要动之以情、晓之以理。患者自身由于手术或是治疗检查导致时间和空间不允许其管理自备药，通常会交给家属管理。这时除了以上的讲解说明和劝慰以外，还应从家属的角度考虑管理自备药给其带来的困难和不便，为减少这种无谓的不便可以交给护理人员管理，家属也会因为护士的人性化服务而认同护士的观点，赞成自备药的管理办法。比如本节故事中护士说的"您家属平时也忙，交给我们更方便，您说呢？"就正中家属的内心，可以达到事半功倍的效果。

三、提高患者依从性

患者及其家属这一群体在文化程度、心理素质、生活背景、躯体状况、病程长短乃至对医药卫生知识了解的多少等诸多方面存在差异，由此形成的对药品及治疗的认知水平也不一致，因而接受医疗指导和专业技术服务的快慢和多少也有很大差别。即便医务人员做出了准确无误的处置，仍有可能发生患者及其家属不完全信赖医务人员所提供的专业技术服务的情况，产生不依从治疗的行为。

通常认为，只要疾病诊断明确，并给予正确的治疗，就会有满意的结果。但事实并非如此，相同的疾病和治疗方案在不同的患者可能会有截然不同的效果。这就涉及患者对治疗方案的配合程度，即依从性问题。依从是医疗得以奏效的前提条件，依从性是影响治疗效果的重要因素。本章案例所涉及的患者自备药管理的关键是通过护理人员的细致工作提升患者的治疗依从性，并进而提高治疗效果，防止不利因素和不良结果的产生。

Haynes 等在 1979 年将依从性定义为"患者遵从医嘱或治疗建议的程度"。在诊疗过程中，很多患者并未按照医生的建议安排饮食起居，甚至连一些简单的建议都很少有人能够遵守。依从性按执行医嘱类型分为治疗依从性、用药依从性、运动依从性、饮食依从性、生活方式改变的依从性等。

治疗依从性差可导致疾病不能根治，使者生活质量下降，病情复发、恶化，甚至是危及生命。疾病复发或恶化意味着患者要使用价格更贵、不良反应更大的药物进行治疗，患者还可能失去工作机会、福利待遇和时间等，另外，还有可能导致医疗费用增加。所以，护理人员对患者自备药管理既是护理工作的要求，也是向患者提供人文关怀的重要组成部分。

（一）影响依从性的因素

1. 阻碍依从性的因素
- 患者与医生缺乏交流，患者对医务人员不信任；
- 患者和家属对病情认识不足，重视不够；
- 患者对所用药物不了解，担心药物不良反应，或不清楚药物用法和用量，盲目认为药物没有疗效；
- 患者受民间传说影响，对疾病治疗缺乏信心；
- 因为服用药物的不适感受拒绝用药，患者因为太忙等原因忘记用药；
- 患者因经济困难，在治疗症状有所改善后自行停药。

2. 促进依从性的因素　促进依从性的因素包括提高患者对疾病的认识，开展健康教育，简化治疗方案，医患之间充分交流，建立良好的医患关系，坚持做用药记录，家庭、社会的关心和支持，良好的治疗效果，选择提醒物，必要的行为干预措施等。

（二）提高患者依从性的策略

1. 贯彻落实健康教育　健康教育可提高患者和家属对疾病和治疗方案的认识，帮助患者树立正确的健康观念，是提高患者治疗依从性、改善治疗效果的重要途径之一。通过健康教育手段的干预促进人们自觉地采用有利于健康的行为和生活方式，改善、维护和促进个体健康。
- 准确了解患者或家属对健康知识的需求是健康教育的首要步骤。

- 根据每个患者的学习需求和能力，制订具体的教育内容和方式。

健康教育的方式通常有集体教育、个体指导、运动带教、随访等。也可通过印发学习手册、出壁报、新闻媒体宣传等形式来进行。健康教育关键应着手从"知"（增加疾病和药物知识）、"信"（相信教育内容）和"行"（改变行为）三方面提高患者依从性。健康教育不仅在医院内，还要延伸到医院外，应贯穿疾病治疗的全过程。

- 患者的情绪会严重影响健康教育的效果。

2．加强医患交流　传统诊疗中医患交流少，患者由于对自己疾病和治疗方案不了解，造成对治疗效果不满意。加强医患交流、改善医患关系将对提高患者的依从性起到重要作用。在治疗过程中，医生理应处于医患双方的主导地位，除了对病情明确判断、正确诊治外，良好的医德、富有同情心、热情的态度、足够的诊治时间、对诊断明确解释、满足患者期望等都会引起患者好感、信任，甚至激发感激之情，从而树立患者坚持治疗的信心和勇气。良好的医患关系还要求，多方关心、形成"医院-医生-患者-家庭"的协同治疗模式。

3．简化治疗方案　繁杂的治疗方案通常会引起患者治疗不依从，所以提高依从性措施之一便是简化治疗方案。尽量使方案简单、易懂、实施方便，使药物品种、用药次数尽可能少，用药时间尽可能与生活规律保持一致。

4．改善微观社会生态环境，提供人文关怀　微观社会生态环境主要是指与患者相关的人及相互关系，包括患者的家属、亲戚朋友、同事及邻居等。社会生态环境的好坏影响患者的治疗，尤其是患者家属，他（她）们对患者的治疗效果、治疗依从性会产生直接的影响。家属应当尊重患者隐私，关心患者伤痛，帮助患者治疗，给予患者足够的心理慰藉，减轻其思想负担及后顾之忧，使患者树立起战胜疾病的信心。对那些生活自理能力比较差的老年患者来说，良好的家庭护理是其坚持治疗、取得治疗进展的关键因素。

5．实施有效的护理干预　"三分治疗，七分护理"这一说法折射出护理工作在医疗过程中的重要性。现代护理采用整体化护理的科学方法，给予患者人性化的治疗和照顾，使患者获得优质的服务，有利于提高治疗依从性。

6．鼓励患者参与决策，调动患者的积极性和责任感　医务人员还可以通过会谈，了解患者的观念和期望，努力从患者的角度看待疾病；鼓励患者参与治疗过程的决策和计划。在医生给患者提出治疗建议或者进行某种特殊治疗时，如果患者不理解患病的原因、所患疾病及治疗程序，有些医生就会强制患者执行。存在被强制体验的患者治疗的依从性会很差。相反，如果医务人员能够及时将疾病和治疗信息传递给患者，包括感觉信息、程序信息、应对技巧信息、行动指南，就能够减少患者的压力，调动患者治疗的积极性和责任感，进而增加患者的依从性和提高治疗效果。

（三）提高患者用药依从性的临床意义

随着医院临床药学的发展，用药依从性越来越受到临床医务人员的重视。当医师为患者确定了良好的治疗方案而患者不依从时治疗也会失败。患者不依从最明显的后果是疾病未减轻或未治愈，甚至加重。由此可见患者的用药依从性是成功治疗的重要环节之一，加强患者的用药依从性是提高临床疗效的重要举措。其临床意义具体表现为：①改善患者的病情或症状，提高药物治疗的有效性。②降低药物不良反应的发生率，提高药物治疗的安全性。③节约治疗费用，合理利用医药资源，用最小的成本获取最佳的治疗效果。

（陈育红　晋　雪）

第四章 晨间护理

"话难听,脸难看,重卫生,轻交流"是很多患者对护士晨间护理的抱怨,患者更加期待与一群和颜悦色、和蔼可亲的护士微笑着共同迎接崭新的一天。在临床工作中,当我们改变晨护交流的姿态,开展人文关怀护理服务时,病患也会同样向我们传递温暖、尊重和关爱。

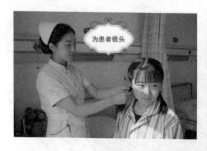

为患者梳头

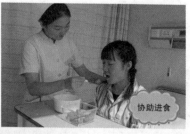

协助进食

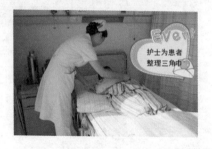

护士为患者整理三角巾

护理故事

16床患者王阿姨右乳癌根治术后第六天,依然携带着留置引流管。护士小金做常规晨间护理来到王阿姨床前。

护士小金:"早上好,王姨!您今天看上去气色不错啊,整个人精神多了!"

王阿姨:"嗯,逐渐能下地活动了慢慢就感觉好多了!"

护士小金:"那您昨晚睡得怎么样啊?吃过早饭了吗?"

王阿姨:"昨晚睡得还可以吧,也就六个钟头。早饭刚吃了一点,见你们开始查房,就先收起来了!"

护士小金:"王姨,没关系的,您在恢复期,为了保证您的伤口尽早愈合,吃饭很重要的!您先吃饭,我先去其他房间整理。您下次请家属早些送饭,也可以从咱医院的营养食堂提前一天订餐,饭菜营养可口合理搭配,也省得您闺女来回跑了!"

王阿姨:"嗯,我知道,可我闺女不让,坚持要给我送饭,她每天送完饭再去上班。"

护士小金:"您闺女每天这么忙,您看能不能以后我帮您在医院食堂订餐,省得您闺女每天来回跑了!"

王阿姨:"这样合适吗?太麻烦你了吧!"

护士小金:"没事,不麻烦,这样您方便省心,您闺女安心上班您才可以安心养病啊!您这次就先吃,一会儿我再过来收拾病房。"

王阿姨:"好吧,那就麻烦你了姑娘!对了,护士,我这引流管什么时候可以撤了啊?"

护士小金:"我先来看一下您的伤口情况。您现在是术后第六天，仍然要注意预防伤口感染，促进伤口愈合，平时您要继续保持床单位的干净、整洁和舒适。"

护士小金查看王阿姨伤口后："您伤口敷料清洁、干燥，周围无渗血、渗液，引流管固定良好，引流液颜色变浅。记录引流量10ml，根据您引流量情况和查看伤口情况，一般引流液连续3天，引流量为10ml左右并且病情稳定，主治医生会考虑给您拔管。"

王阿姨："嗯，麻烦了。"患者点点头，微笑着连声道谢。

一、晨间护理

晨间护理是护理人员在每天清晨诊疗工作开始前完成的一系列保护、管理、照顾工作，是一天治疗和护理工作的开端。通过晨间护理，为患者营造舒适的病区环境，了解患者的需求和反馈，进行治疗前的方案告知，实现护患之间的情感互动。做好晨间护理对于增进护患信任，有效开展后续的治疗和护理工作具有重要的意义。

（一）晨间护理的目的

1. 使患者清洁舒适　通过晨间护理，帮助患者进行个人卫生护理，预防压疮及肺炎等并发症，达到使患者清洁舒适的目的。

2. 保持病室环境整洁、舒适、美观　通过晨间护理，为患者营造良好的治疗和康复环境，消除患者对陌生环境的抵触或其他不适；舒适的环境更有利于患者产生认同感与归属感，促使患者在入院期间保持愉悦的心情，对疾病的治疗与术后的康复更有益。

3. 为制订诊断、治疗和护理计划提供依据　通过晨间护理，护理人员能够及时、充分地了解患者在住院期间的生理和心理状况，包括患者的睡眠情况、饮食情况、病程发展、术后恢复、心理诉求等，收集这些有效信息为进一步制订全面的治疗或康复计划提供依据。

4．实现护患之间的情感互动　通过晨间护理，能够增进护患之间的了解与信任，形成良好的护患关系。在护患情感互动的过程中，一方面，护理人员能够感受到患者对其热心服务的肯定和认可，进而激励护理人员进一步提高服务水平和服务意识，更好地发挥能动性，牢固树立强烈的自信心与责任心；另一方面，患者能够感受到医务人员的理解与关爱，消除自身对疾病的恐惧、对医院的抵触、对医务人员的疏离感，有助于患者重建自信，进而提高治疗与康复的效果。

（二）晨间护理的内容

1．观察和了解病情　在晨间护理中，护理人员通过与患者的沟通和观察，评估患者的健康状况，发现患者存在的健康问题，了解患者的健康需求，记录患者的健康指标，为治疗及护理方案的制订和调整提供依据。

2．健康宣传和指导　在晨间护理中，一方面，护理人员要对患者进行检查与治疗前的卫生健康宣传教育，向患者讲解病房及个人卫生对检查、治疗的重要意义，告知患者及家属日常清洁的注意事项和正确方法；另一方面，护理人员要对术后患者及家属进行卫生指导，告知其术后洗漱、大小便的注意事项，等等。

3．协助整理病房环境　在晨间护理中，护理人员要帮助患者整理床单位，酌情更换床单、被罩、枕套及衣裤；整理病室环境时，酌情开窗通风，保持病室环境安静、整洁、明亮、清新。协助患者进行口腔护理、洗脸、洗手，帮助患者整理仪容，协助患者翻身、排便，检查患者皮肤受压情况，预防压疮及肺炎等并发症。

4. 心理评估与护理　在晨间护理中，护理人员需要通过与患者主动沟通，评估患者的心理状况，了解患者的心理诉求，掌握患者术前和术后不同心理特征，针对性实施心理护理。

二、晨间护理中的交流

交流是一个交换信息与感知、传递情感、建立关系、解决问题的过程。在实施晨护过程中切忌只埋头整理床单位，而忽视护患之间的交流与沟通，沟通贯穿于临床护理工作的各个环节。通过晨间护理交流，建立和维持护患关系、收集和共享医疗信息、解释和指导不同阶段的护理方法、解决疑难问题、给予安慰、缓解痛苦和悲伤。

晨间护理交流包括一般性交谈、评估性交谈和治疗性交谈。

（一）一般性交谈

一般性交谈是晨间护理中护患之间进行的非技术层面的交流。在临床实践中往往容易被忽略，常规上我们更重视对患者健康状况的评估、治疗方案的告知等技术层面的信息交换。晨间护理交流中的一般性交流从清晨的问候开始，比如"您住进来还习惯吗？""今天您看起来气色不错……"等，这些贴近生活的寒暄就能够有效地将"谈话"发动起来，护理人员温和的态度、关切的话语，能够迅速拉近护患之间的距离，逐步建立起互信关系（具体实践中不必拘泥于形式）。因此，一般性交谈是其他形式的谈话顺利开展的前提。

（二）评估性交谈

评估性交谈是指护理人员通过主动询问与患者的健康状况和病情相关的问题，如病情发展、饮食习惯、睡眠状况、用药情况、精神状态、心理状态、活动状况、自理能力、治疗性管路安全性、手术伤口恢复情况等，收集疾病和护理相关信息资料，评估患者现存的和潜在的健康问题，查找此类健康问题的相关因素，准确合理地解决相关健康问题，满足患者的健康需求。

（三）治疗性交谈

治疗性交谈是指为了特定的护理和治疗方案的实施进行的以资料的收集及信息的告知为主要内容的护患沟通。治疗性交谈既是晨间护理交流中的重要内容，也是贯穿患者住院始终的关键沟通形式。通过治疗性交谈，一方面，为医护人员提供有效的疾病和护理信息，进而制订最佳护理和治疗方案，比如护理人员晨起询问患者的血压、血糖情况和相关检查的落实情况，以方便主管医生决定是否进行降压、降脂和手术等治疗；另一方面，评估患者对于疾病治疗和护理工作的认知，及时纠正错误观点和行为，保障治疗和护理工作的有效性和连续性。

三、晨间护理交流中的原则

（一）尊重原则

尊重是沟通的首要原则。一方面，护患双方的社会地位、人格尊严是平等的；另一方面，所有患者也是平等的。因此，在护患交流中，护理人员应该做到平等待患、一视同仁，充分尊重患者独立平等的人格尊严，切勿"重病不重人"，不做有损患者人格的事。称呼患者应用敬称，不得使用外号或床号；切忌以一种不耐烦和傲慢的态度面对患者；对患者的合作和关心及时反馈表示感谢；对患者的生理受损情况如大小便失禁等表示理解体谅；对患者的错误观念和行为耐心劝导，不得语言粗俗、行为粗鲁；不得在背后议论患者的情况；不得只操作不交流。实现尊重原则是建立和谐护患关系的必要条件，也是患者权益的可靠保障。

（二）自主原则

自主原则即尊重患者的自主性，保证患者理性地表达意愿、选择诊治和其他相关决策。通常情况下，护理人员要主动提供有关患者所患疾病和诊治方法的信息、患者独立思考以及与家属商议的适宜环境和必要条件，以保障患者充分行使自主权。患者自主选择的实现是践行医学人道主义原则的具体体现，也是现代医学模式的必然产物。

（三）自尊原则

在晨间护理交流中，护理人员既要尊重患者的人格及其自主性，给予患者最大限度的宽容，同时还要做到不卑不亢，要设立适当的底线，不可过度服从患者，或是无条件满足患者的任何意愿和要求。在护患交往中，尊重患者的人格及自主决策，并不意味着医务人员主观能动性的丧失，也并不等于医务人员道德责任的降低。专业的医学知识、熟练的护理技能与丰富的临床经验，决定了护患交往中护理人员的主导作用。因此，尊重患者的同时，护理人员要维护专业、权威的自我形象。尊重原则实现的关键是医务人员对患者的尊重，但同时也需要患者对医务人员的尊重。没有患者对医务人员应有的尊重，就难以建立良好的医患关系和医疗秩序。

（四）体谅原则

"老吾老，以及人之老；幼吾幼，以及人之幼"是中华民族的传统美德，"推己及人"更是中国传统美德中重要的道德义务，设身处地的替患者着想是对医务人员的基本要求。患者承受身体与精神的双重痛苦，身处弱势处境，更需要医务人员的理解与关怀。体谅，是缓和紧张关系、化解矛盾、增进感情的一剂良药。在日常工作中，偶尔会出现一些摩擦或误解，如果处理不好甚至会导致矛盾升级，引发医患纠纷，此时相互体谅，发挥同理心，设身处地地为对方考虑和代言，会避免很多的危机事件。由于患者自身的素质水平、教育程度以及健康信念和应对方式的不同，就要求我们医务人员多倾听患者的倾诉，站在患者的角度思考并解决问题，充分理解患者，体谅其难处，给予积极而有建设性的建议，供其所需。

（五）鼓励原则

鼓励在护理患者过程中具有重要意义。大部分的患者在发现疾病以后会出现不同程度的焦虑，主要表现为对疾病治疗和预后担心、恐惧，或缺乏信心。与此类患者沟通中应注意：①建立关系，了解患者，设身处地地与其沟通；②表示理解，坦诚地认可患者的观点和感受；③表达关心、理解、帮助的意愿，避免出现不愉快的敏感话题；④与其分享积极的想法，适时地予以称赞，肯定患者的价值。一方面鼓励患者积极面对疾病与治疗，帮助患者重建自信、认同身份；另一方面，增进患者对医务人员的信任，促进良好护患关系的建立，保证治疗的顺利实施与开展。

四、晨间护理交流的技巧

在晨间护理交流过程中要使用正确、有效的沟通方式,日常临床工作中运用到的技巧主要包括言语沟通、非言语沟通、倾听、提问、提供反馈和共情。

(一)言语沟通

桑德拉·黑贝尔斯在讨论方言时谈到:"如果你想得到使用某种方言或其语言与你的标准语不同的人的接受和认同,你必须要适应他们的说话方式。"也就是说,在沟通中你若想得到对方的接受和认同,你所使用的语言风格就要向他们的语言风格靠拢。

良好的言语沟通应遵循以下原则:

1. 从积极角度说话;
2. 多用征询的口吻,少用命令和强制性的口吻;
3. 用心说话;
4. 保持对话的开放性,减少自我防御;
5. 提供建设性的反馈;
6. 注重鼓励性语言,少用恐吓和指责性语言;
7. 多利用支持性和非语言线索。

在语言交流方面不仅仅要运用技巧,也一定要有真挚的情感作为支撑。在与患者交流过程中,情感一定要真挚,发自内心地想患者之所想,急患者之所急;如在晨间护理交流中,患者经过一晚的休息睡眠后又再次迎接新一天的治疗和护理工作,随着住院天数的增多患者会出现住院疲劳,这时更需要护理人员主动关爱、鼓励患者,主动告知疾病的恢复情况,消除后期继续住院治疗的迷茫和倦怠感，帮助其树立康复信心，使患者在配合医疗护理活动的行为中切实获益，能够切实感受到自身疾病恢复良好，使其对未来的生活充满期待。

(二) 非言语沟通

在非言语沟通方面，主要利用身体语言，如语调、眼神、手势、面部表情、身体姿势和空间位置等，在传递信息的过程中，尤其注意护患交流的态度。晨起给患者一个发自内心的微笑，护患双方都会感觉一天精力充沛，充满活力和希望。微笑是一种人类最独特也是传达信息最丰富的微妙表情。美国密歇根大学心理教授詹姆斯这样评价人的微笑："面带微笑的人，通常对事务的处理显得更有效率，也更能传递快乐，笑容传递的信息远远超出你预想的范围。"通过非言语沟通促进相互信任与合作，传达怜悯、爱和感恩之情。

护患沟通重在真诚，将心比心，真心为患者着想，总会收获意外的喜悦。真诚体现在护患沟通的各方面，包括与患者正常的人际沟通、治疗性沟通。而发生冲突时，更要秉持一颗真诚为患者服务的心，切实为患者服务。

(三) 倾听

国际倾听协会对倾听的定义是：倾听是接收口头及非言语信息、确定其含义并对此做出反应的过程。"良好的倾听是亲密联系的核心，当我们能留心倾听时，对方会感到被重视而增强信心。当我们增强了他人的信心时，也强化了自我。所有的研究都证明，无效的倾听行为是相互关系成功的最大障碍"。然而，倾听并不是轻而易举就能够做好的，应该按照以下要求：

1. 保持倾听的主动性，包括主动寻找对话的价值和意义，主动思考谈话中蕴含的问题，并从谈话中或自己的知识经验中寻找答案。

2．倾听过程中要注意捕捉对方的非语言信息。

3．延迟评价与判断，保持一种开放的态度，关注谈话者发出的信息整体。

4．抵制分心，消除其他干扰因素。

5．复述和确认谈话者表达的内容和意义。

6．向讲话者提供积极的反馈。

（四）提问

提问是沟通过程中不可缺少的环节，当倾听者对谈话者所讲的内容有不理解、不明白或想确认某些事实及其意义、想知道更加具体的内容，或者需要谈话者给出必要的解释时，需要通过提问达到目的。提问时应注意使用敬语、尊重对方、承接顺畅、保持连贯，尽量使用开放性的提问方式，避免回答局限性。

（五）提供反馈

沟通是一个双向互动的过程，通过反馈认知并促进沟通的顺利进行。包括对对方信息的应答反应、由对话引发的个人思考和感受、对与错的评价性信息等。所提供的反馈应是积极而有建设性的，如认同、赞赏、提示等。如果包含否定的信息，一定要做到对事不对人，注意对事情做出反馈，指出错误，提出修改方向等，还要注意反馈信息时，要针对谈话内容，切记不要扯太远。

（六）共情

人本主义心理学家罗杰斯将共情解释为能体验他人精神世界，就好像那是自己的精神世界一样。它与我们日常所说的同情有所区别，其中包含了更多的理智成分，是一种能够理解和分担对方精神世界负荷的能力。要做到准确的共情应先做到准确地感受患者的体验、能够从患者的角度看问题，然后能够向患者表达对他的理解，而非单纯地通过某些客观的标准和参照来表现情绪。

（晋 雪 黄知伟）

第五章 晚间护理

晚间护理是晨间护理的姊妹篇。多一些关怀,少一些冷漠;多一些耐心,少一些急躁;多一些细心,少一些疏漏,会让患者在静谧的黑夜中放松身心,享受舒适,卸下疲惫和担忧,安稳入眠。

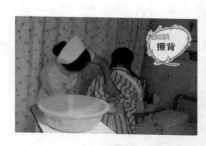

擦背

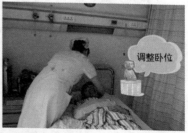

调整卧位

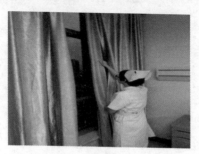

护理故事

护士小张微笑着走到患者床旁，询问患者。

护士小张："王阿姨，您的引流管今天医生给您拔了，这下感觉轻松多了吧！我看一看引流管口周围的情况吧！"

王阿姨："好，看看吧！"

护士俯身查看引流管伤口周围无红肿渗出，局部清洁干燥，询问患者有无拔管后不适症状。

护士小张："您拔管以后皮肤还残留粘膏印，为了保护您的皮肤，也保证您卧床期间的清洁舒适，一会儿我给您擦拭处理一下，您等我一小会儿，我去拿东西。"

王阿姨："好，谢谢你啊！"

护士轻轻拉动围帘，以保护患者的隐私；护士洗手、戴口罩，解开患者病服粘膏残留侧的衣物、被褥遮盖另一侧皮肤，注意保暖。使用硅油纱布轻轻擦拭粘膏印，擦拭完成，再用热毛巾轻轻擦拭这侧皮肤，同法遮挡另一侧并用热毛巾完成擦洗。

王阿姨："擦完之后干净多了，还感觉舒服了很多，谢谢你啊小张！"

护士小张："应该的，您别客气！您现在拔管以后可以向健侧翻身侧卧了，所以您要注意皮肤的清洁和保护，为了您的舒适，每天早晚我都给您擦擦，您看这样可以吗？"

王阿姨："呵呵……好好，那就麻烦你了！"

护士小张："您今天解大便了么？"

王阿姨："没有呢。"

护士小张:"您现在都已经拔除引流管了,可以下床活动活动,别总躺在床上;您要多喝水,多吃新鲜蔬菜水果,粗纤维食物,这些都利于您排便;大便通畅可以避免增加腹压,造成伤口疼痛,能够促进伤口愈合。而且咱年纪大了,一定要保持大便通畅。"

王阿姨:"我每天吃的也不少啊,可自从住院后排便就不规律了。"

护士小张:"便秘也是多方面因素导致的,您住院后由于环境改变可能导致您排便习惯的改变,您更要注意刚才我跟您说的那几点了,您都记住了吗?"

王阿姨:"我记住了,就是多喝水,多吃蔬菜水果,多下床活动活动!"

护士查看患者的头发都已成卷了,也稍稍有点味儿了。

护士小张:"王阿姨,您这是不是都好几天没洗头了?"

王阿姨:"嗯,得有三四天没洗了,不敢洗,怕弄湿伤口,之前阿姨说帮忙洗头,我都给拒绝了。"

护士小张:"洗头没事的,不会影响伤口的,放心。我去安排一下,一会儿让护工张姐过来帮您洗洗头发,洗完之后您会感觉舒服很多的。"

患者洗发后。

王阿姨:"洗完果然舒服多了,谢谢你,小张,听你的就对了,这伤口一点都没湿!"

护士小张:"别客气,王姨!您现在引流管都已经拔了,自己起床去厕所也不成问题,已经能自理了,今晚就别让家属陪护了吧,让家属也回家好好休息,美美地睡上一觉。我看您这孝顺的大儿子打您手术完就一直陪着您,一步都没离开过,该累坏了,咱让他回家休息休息,有什么事您找我,您看行吗?"

王阿姨:"行,都听你的,其实我也挺心疼他的,可是我又离不开人,他也不敢走啊,现在听你这么说才放心呢。"

一、晚间护理

晚间护理是在日常治疗和护理工作结束后、患者休息前进行的一系列照护、管理工作。通过必要的晚间护理,护理人员能够观察和总结患者一天的病情变化、检查患者全身情况如皮肤、血管、肢体活动、用药反应等并采取必要的措施。通过晚间护理中的护患沟通,关注患者的情绪变化,了解患者的心理需求,消除患者的不良情绪,鼓励其战胜疾病的信心;通过基础护理,保持病房内安静、整洁,为患者营造良好的睡眠环境。

(一)晚间护理的目的

1. 使患者清洁舒适,预防并发症　通过晚间护理对患者皮肤的直接护理,使患者身体皮肤完整和洁净,避免出现皮肤破损压疮发生及伤口感染,舒适的卧位有助于患者的睡眠,有利于伤口的愈合。

2. 保持床单位、病室整洁　通过晚间护理对病室环境和床单位的整理,保证了环境的整洁和空气流通,可避免患者伤口污染和皮肤损伤。

3. 观察和了解患者的病情和心理状态,满足身心需要　通过晚间护理对患者的观察和沟通了解患者病情发展,及时了解患者身体和心理情况,对现存和潜在的问题做出判断及处理。

（二）晚间护理的主要内容

1．基础护理　基础护理是了解患者信息、掌握患者病情的主要手段。患者结束了一天的治疗，护理人员有必要对患者的病情、生命体征、静脉情况、各种管道通路情况、精神状态和社会心理状态进行评估，利用晚间护理关心患者饮食、睡眠情况，同时倾听患者的主诉。通过基础护理中的交流与沟通，使患者感到被关心，进一步缩短护士和患者空间及情感上的距离，促进护患关系的和谐与信任，患者会更加积极主动地配合治疗与护理。

2．舒适度护理　了解影响患者舒适度的主要因素，加强舒适度的护理。如协助患者刷牙、漱口，病情较重患者给予口腔护理；帮助患者洗脸、洗手、修剪指甲；为患者擦洗背部、臀部，用热水泡脚，女患者给予会阴冲洗；加强皮肤护理，检查全身受压情况，按摩背部及骨隆突部位；根据情况更换衣服和床单，整理床铺；调节室内光亮及室温，根据情况增减盖被，保证患者舒适度，为患者创造良好的睡眠环境。舒适护理过程中要注意患者的隐私保护和保暖。

3．特殊护理　通过与患者的治疗性交谈评估患者现存的和潜在的护理问题，针对患者的特异性问题实施相应的护理措施。如患者存在便秘的问题，首先评估患者便秘的原因，有针对性地开展健康指导，感知患者便秘继续存在的风险，让患者了解改善的必要性，以便其积极主动地配合。

4．工作交接　晚间护理不只是单纯的整理床单位、擦洗身体、洗头等改善患者的舒适度等内容，晚间护理的目的除了促进患者的睡眠以外，还要为夜班护士工作做好准备。如患者的心理准备（交代夜班护士工作的操作和配合要点）、物品准备（陪伴床、洗漱用品等的管理）和人员的准备（探视陪伴制度的管理）。从患者自身利益出发，让患者了解准备工作的原因和配合要点。

二、晚间护理交流的注意事项

（一）晚间护理的言语交流

晚间护理交流要轻声细语，减慢语速，降低语调，注重语言交流的互动和反馈，及时收集患者生理和心理状况的信息，加强健康指导时尤其注意患者的反馈，了解患者是否理解并能接受执行。

（二）晚间护理的非言语交流

与患者保持适宜的交谈距离，注意与患者的眼神接触和交流，配合合理的安抚动作；晚间护理交流的态度要柔和，操作要轻柔，减少大幅度的操作性治疗，尊重患者、保证患者隐私。

（三）倾听、反馈及鼓励

倾听患者的倾诉，发现并判断患者现存及潜在的问题，防患于未然，同时做出积极并有建设性的反馈。肯定患者的感官认知及感受，从患者的角度出发，设身处地地为患者思考，给予其正面可行的指导，鼓励患者，增强患者对抗疾病的信心。

三、晚间护理交流的策略

（一）尊重原则

进行任何护理操作指导时都要以患者为中心，合理运用语言和非语言沟通技巧，注意尊重患者的隐私，注意保护患者的自尊和自信，注重患者的反馈。思考问题和健康指导都要从患者的角度出发，以患者能接受、能理解、能掌握为目标开展晚护工作。告知患者护理治疗和操作的同时，一定要告知配合要点，与患者共同合作完成晚护。

（二）注重细节

人文关怀重在细节，从小事做起，注意查找纰漏，考虑患者的各方面需求，实施生理、心理、社会、家庭等全方位综合性整体式护理。护士要善于观察和发现问题，并培养处理细节的能力。同时转变服务观念，明确细节护理的重要性。

（三）真诚以待

尊重是医患沟通建立的基础，真诚则是进行有效沟通的关键。即便有了尊重的态度，如果没有真诚，那么我们的行动必定没有说服力，也必定不长远。"诚于中而形于外"，只有付出真诚，才会在行动中显现出平和与关切；只有付出真情，才可以获得患者的信任与支持。

（陈育红　黄知伟）

第六章 术前护理

手术之前，患者会有很多担忧、疑惑。护士的答疑解惑，反复强调和叮嘱，可以有效地避免患者在术前出现各种问题。这虽是术前护理工作的常规要求，但护理中的人文关怀恰恰就体现在这一句句叮咛、一声声嘱咐之中。

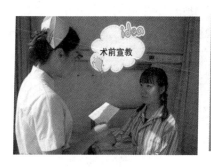

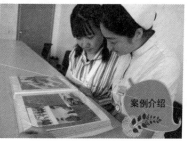

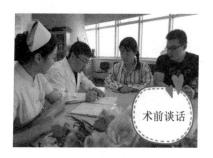

护理故事

张阿姨入院后第三天，已完成各项入院检查，准备于次日在全麻下行左乳腺癌根治术。护士小李已经为张阿姨做完术前备皮，正在对其进行术前宣教。张阿姨是一位大学老师，对自己的疾病认知较为积极正面，心态良好。

护士小李："张阿姨，术前备皮这就完成了，我现在给您讲讲术前的注意事项，您先听一听，这里还有健康宣教图册，里面有术前准备物品和注意事项，我讲完后您再看一看，我一会再拿一张术前宣教的材料给您送过来。"

张阿姨："嗯，小李，我想问问你啊，我之前做的乳腺穿刺结果刚回来了，说是浸润性导管癌还是啥的，没记清楚，反正是恶性的保不住了，我一琢磨我也是五十多岁的人了，也不想保乳，我觉得根治挺好的，这样我也放心，我老公还有孩子都希望能切干净。你能先给我说说这个手术到底是怎么做吗？我刚没好意思问大夫。"

护士小李："嗯，这是挺难回答的问题，具体还要看术中冰冻的结果。我简单给您介绍一下根治术吧，一般是乳腺切除加上腋窝处的淋巴结清扫，涉及是否保留胸大小肌，过会儿我这给您做完术前准备，田主任会找您进行术前谈话的，他会就您的情况具体跟您讲您适合做什么方案以及麻醉风险等一系列内容，您是大学老师，理解起来对您来说应该不难，到时候啊您就明白了。"

张阿姨："这样啊，"张阿姨若有所思地想着，"那我应该也是全麻吧？"

护士小李："嗯，根治术是需要在全麻下进行的，所以我现在要跟您说说,您要配合我们做术前准备。"

张阿姨:"嗯,好嘞,这个才是主要的。我以前生孩子时就是全麻剖的,有经验了。"

护士小李:"大致上应该是差不多的,还是需要术前禁食的,明早起来我帮您把您的长头发梳一梳,梳成两个大麻花辫放在两边,这样比较方便。"

张阿姨:"还要梳两个麻花辫?"

护士小李:"是啊,咱做完手术是需要平躺的,梳成两个麻花辫放两边省的硌着头,还干净利落。我一会再给您送一套新的病号服过去,明早咱穿上新的病号服去手术。"

张阿姨:"诶,行,知道了。虽然我这心里明白手术会顺利,但其实吧,我这还是觉得挺紧张的。"

护士小李:"嗯,肯定的。这样,您先去跟田主任做术前谈话,等您谈完了我看时间也差不多该给大家做放松训练了。到时我叫您一起,大家一起听听音乐放松放松,和大家一起聊聊天,交流交流经验,就不会觉得那么紧张了。"

张阿姨:"嗯,行。那我先去谈话,你先忙。"

护士小李:"好的,我一会过去找您。"

一、术前护理的内容

(一) 术前心理护理

术前心理护理是术前护理的重要内容。手术治疗对于任何患者来说都是一件意义重大的生活事件,尽管住院患者对于手术治疗已有心理预期,但是伴随着手术时间的临近,对患者的心理依然是一个重大的考验。术前患者往往会担心经济费用、手术的风险、治疗的效果以及他人的眼光,因此出现焦虑、恐惧、紧张、痛苦等心理,表现为入睡困难、沉默寡言、不思饮食、烦躁易怒等。护理人员应根据患者的性格、文化素养、家庭环境、社会地位等因素,对患者进行心理疏导。鼓励患者倾诉自己的心理感受,寻求患者的社会支持系统给予生活及心理支持,请其他病友现身说法等,帮助患者放下心理包袱,放松心情,保持治疗的信心。

(二)术前饮食指导

告知术前检查的饮食禁忌,对年纪较大或者无人陪伴的患者应反复提醒、跟踪确认,保证检查的顺利进行。指导术前的饮食,根据患者的自身体质情况制订不同的膳食计划:比如对新辅助化疗后体质虚弱的患者给予高热量、高蛋白质、丰富维生素膳食,增强机体对手术的耐受力;对高血压、糖尿病和冠心病患者要给予高蛋白质、低脂肪的膳食,同时规范合理地用药,控制阳性症状。另外,还要根据患者的病情安排有针对性的膳食,比如肝、胆、胰肿瘤的患者要用低脂膳食。

(三)术前准备

整理患者的病历;帮助患者预约检查;做好术区皮肤准备。清洁备皮,避免交叉感染;教会患者术后有效咳嗽排痰的方法;向患者说明术后加压包扎、创腔持续负压引流及患侧上肢功能锻炼的意义。

(四)术前方案告知

告知术前检查项目、检查时间、检查方法,告知手术方法及术前、术后注意事项。

术前方案告知中,应注意以下要求:

1. 目的明确　与患者沟通过程中要做到目的明确,有的放矢。告知时,应做到以患者为中心,将术前检查出现的异常情况、术前术后的注意事项及术后需要自身配合,标准体位,患肢屈曲内收90°,尽量避免外展等准确全面地告知患者。

2. 语言规范　术前的告知应使用规范语言表达准确,条理清晰,避免出现信息传递误差,导致患者理解错误;在告知中,可根据患者及家属的情况适当使用口语化语言,要做到用词规范、表述清晰。

3. 倾听反馈　术前告知不是灌输或命令,医护人员虽然是主导,但是还要注意倾听患者的反馈与疑问,有效的答疑解惑才能够达到告知的目的。在倾听中护理人员评估患者现存和潜在的问题,并及时反馈给医生适当调整治疗方案,如果属于护士自己职责范围内的问题就直接给予帮助和解决。

二、术前护理的人文法则

（一）尊重

尊重患者是护患沟通顺利进行的基石。在术前护理中,要注意平等待人、关爱患者。使用恰当的称谓,拉近彼此的距离,尊重患者的权利,保护患者的隐私。

（二）耐心

术前护理中,耐心是对护理人员的重要要求,无论是心理护理中的情绪疏导与安慰,还是术前告知中的解释与说明,都需要医务人员不急不躁。术前患者心理焦虑,医务人员的耐心劝导能够有效化解患者的紧张情绪。由于受到患者认知能力的限制,在术前告知中经常需要护理人员的反复说明,要求护理人员做到对患者的疑问不急躁、不厌烦。

(三)细致

术前护理直接影响手术治疗的效果好坏,术前护理的内容又琐碎繁杂,因此细致周到是术前护理的重要准则。在术前护理中,医务人员应充分考虑患者的病情与治疗手段差异,患者的家庭背景、文化程度、生活习惯、宗教信仰、心理承受能力等各方面的差异,制订个性化的护理方案。一方面满足患者治疗方面的需求,另一方面还要满足患者心理层面的需求。

三、术前护理中的沟通

孔子说:"言不顺,则事不成。"语言是信息传递的载体,是维系人际关系的桥梁和纽带。人们运用语言来表情达意,是以信息交流为基本功能的沟通行为。在术前护理中,恰当的语言沟通能将信息准确、充分地传递给患者,保证患者的诊疗安全与便捷。这就要求护理人员不仅要掌握丰富的专业知识和熟练的临床技能,还要了解术前护理中沟通的特点,学会与患者沟通的基本技巧与方法。

(一)术前沟通的特点

1. 目的性　与患者沟通过程中要做到目的明确,有的放矢。不管是告知患者,还是规劝患者,都是一种有目的、有意识的活动。通过语言这种沟通手段,将信息准确无误地传递给患者。

2．情感性 想患者之所想，急患者之所急，以患者为中心，从患者的角度出发，切实解决患者面对的现实问题，在信息交流中传递一种真挚的情感，有利于提高患者的依从性与配合力。

3．治疗性 术前护理中的沟通主要目的是为了解决患者的健康问题、预防疾病、减轻痛苦解决患者术前身心问题，使患者配合手术治疗达到最佳的手术状态、促进患者身心健康而进行的交谈。护患沟通是以患者为中心，护理人员有目的地收集患者的健康资料，有针对性地采取治疗和护理措施。

（二）术前沟通的技巧

1．如何启动交谈 在交谈开始前，可以引用一些平常话来引入话题，比如"您住进来还习惯吗？""今天天气很冷，您有什么不适吗？"等等。这些很贴近生活的寒暄能将"谈话"发动起来，注意态度温和、语言亲切，不必拘泥于形式，但要注意把握好尺度。如此方法会给患者留下良好的印象，拉近护患之间的距离，有效缓解患者的心理紧张。

2．如何正式交谈 在正式交谈的过程中，要注意把握好谈话技巧、情境和内容，尽量使双方保持心情愉悦。保持与患者的互动，目光正视患者、认真倾听其主诉，适当予以回应，引导患者继续交谈的意愿；不要打断对方或插抢话题，尽量不要打乱其思路，等待对方把话说完再给予回应；尊重对方，礼貌用语，注意观察其情绪变化，根据不同的谈话对象来把握谈话时的分寸；规范用语，耐心解释，准确无误地将信息传递给患者，注意听取患者的反馈。

3．如何结束交谈 当信息采集完毕或信息准确传递后，需要一个巧妙适宜的结尾。尽力把握恰当的时机，创造一个自然的谈话终点,恰到好处地结束谈话,做到以上几点需要使用必要的沟通技巧。如通过使用一些询问和重复客气的话语,如"您还有什么其他需要帮助的?""您先好好休息,回头再跟您谈"等,顺畅地结束谈话,可以避免出现冷场、遗漏等,又显得友好、亲近。

(李　倩　黄知伟)

第七章 等待手术患者的安抚

医疗护理操作中患者常常在择期手术、当天手术时出现等待,等待时间过长就会出现急躁、焦虑、愤怒等负性情绪。加强对护理工作的人性化管理,减少患者长时间等待的情况,在每一个有可能影响护患关系的细节之处把好关,才能为整体化优质护理工作保驾护航。

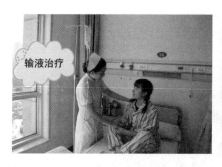

输液治疗

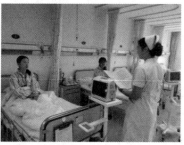

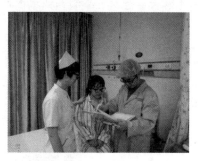

护理故事

32床王老师,今日准备实行右乳癌根治术,术前准备已完善,正在病房内等待手术。

王老师:"护士啊,我还需要等多久才能做手术啊?我都等了一上午了,怎么还不叫我去手术啊?我旁边那床的人家一早就去了,我这怎么连点信儿都没有呢,我心里都快急死了!"

护士小李:"王老师,您先别着急,您今天的手术不会太早做,因为您的主管医生是接台做手术。而且考虑到您年龄偏大,身体弱一些,为了增强您对手术的耐受性,医生给您开了点葡萄糖静脉输液,所以咱先输液,边输边等。"

王老师:"行,那就输液吧!"

护士小李与王老师的主管医生沟通后,得知患者当日手术大概为第6个,大概要到下午两点。先为患者常规静脉输液,继续观察患者情绪变化,俯身轻声安抚患者。

护士小李:"王老师,您在输液期间最好卧床休息,减少体力消耗,耐心等待今天的手术!如果顺利您今天的手术时间大概要排到下午两点,您上午就安心补液,踏踏实实地等待手术吧!"

王老师:"好吧!听你的,我急也没用啊。"

已到中午11点,护士再次与手术室沟通,了解手术进展情况,得知32床患者手术时间大概还需两个小时,为安抚患者情绪,护士再次进入病房查看患者生理、心理情况。

护士小李:"王老师,咱的液差不多还有一个小时就输完了,我们也刚询问过医生手术进展情况,您还需要再等两个小时左右。

您现在状态非常好,要继续保持,输完液您最好稍微休息一下,让家属也准备准备手术用的东西,我们会有专门人员接您进手术室。"

患者临近手术又表现出紧张情绪。

王老师:"护士,你看这个液是不是滴得有点快了?"

护士小李观察王老师,发现她双手紧握,手心发凉。护士小李上前握住王老师发凉的双手,轻声温柔地继续安抚她。

护士小李:"王老师,您别紧张!听我跟您说啊(边说边握着患者的手,注视着患者的双眼),您这次住院不就是为了彻底治疗的嘛!咱好不容易等到今天手术了,您看您的女儿、儿子、老伴都在这陪着您呢。您放心,给您手术的是张主任,他技术非常好,每年进行像您这样的手术几百例,术后患者也没有并发症,恢复得都很好。您要相信大夫,也要相信您自己!让您女儿从手机里找一些您爱听的歌曲或者音乐听听。"

王老师:"好吧,就听你的,我就什么也不想了!"

王老师安静地听着自己最喜欢的乐曲,静静地休息。家属和护士关注着前面患者手术的进程,手术时间到了,王老师从容地进入手术室并感谢医护人员的关心和陪伴。

一、术前焦虑

手术是一种强烈的应激源,对患者及家属都是极为严重的心理刺激,常导致患者产生以焦虑为代表的心理应激反应,表现为紧张、焦虑、恐惧等。患者及家属往往存在担心手术是否成功、担心麻醉引起意外、担心手术不彻底或不仔细而引起并发症等各种疑虑,进而产生焦虑情绪。择期手术患者及家属经过一段时间的住院检查治疗，已逐渐适应了患者角色，对手术已经有了充足的思想准备，对有关手术的信息也有了一些了解，但由于过去的不良手术体验或通过谈论及想象会唤醒焦虑，从而引起行为、心理和生理上的反应。

对于施行全麻的患者及家属焦虑程度通常更重。因为在每一位患者术前准备中，医生都要跟患者家属进行术前谈话，交待手术中存在的各种风险，可能出现的并发症或意外，并要求患者家属签署知情同意书。麻醉师在术前也会与患者和家属进行术前谈话，告知麻醉过程中的风险、注意事项。与此同时，患者和家属也会从以前道听途说的故事或同病房患者的介绍中了解到一些未知风险。所有这些都有可能加重患者及家属的精神压力。术前等待时间越长，这些压力的效应越明显，患者的焦虑程度就越严重。

二、术前患者情绪安抚

无论手术何等重要，也不论手术大小，对患者都是较强的紧张刺激。患者意识到了这种紧张刺激，就会激发交感神经系统的作用，使肾上腺素和去甲肾上腺素的分泌增加，引起血压升高、心率加快，甚至在上手术台前一刻还可出现四肢发凉、发抖、意识域狭窄，对手术环境和器械等异常敏感，甚至出现病理性心理活动。术前患者的心理活动非常复杂，多数会产生忧郁、悲观消极的心理反应。术前我们应以理解、体谅、宽容的态度，主动与患者接触、交谈，及时发现问题并给予帮助。放松、深呼吸、咳嗽练习等都能有效对抗紧张情绪，是减轻手术前焦虑和术中痛苦的有效方法。同时适当地介绍病情及治疗方案，使患者对自己的手术治疗有正确的认识,以解除顾虑,积极合作。

在患者手术这段时间,对手术患者家属进行相关心理疏导也是护理工作中非常必要的环节。通过专业指导使其了解自己亲人的手术过程及预后,引导其积极地应对家人手术,可有效降低手术患者家属的焦虑程度。在患者家属等候室采用疾病宣传手册、健康处方、墙壁设置宣传栏等形式介绍有关疾病及术后饮食运动知识、基本手术费用等,以分散其在等待期间的注意力,消磨时间。患者家属对等候环境提出了较高需求,因此,应根据手术患者家属的需求,提供安静、整洁、舒适的等候环境,减少环境中的干扰因素对其的不良刺激。因此,为手术患者家属提供必要的信息支持至关重要,可以降低患者及家属对疾病的不确定感,增强信心,减轻焦虑情绪。

(一)术前访视

手术室特殊的工作环境以及手术这个令人害怕的治疗手段,都会使患者感到恐惧。因此,巡回护士接到择期手术通知后术前一日下病房访视患者。访视过程中应先作自我介绍,问候患者;然后查看患者病历,收集有关资料,再对患者进行访谈;接下来介绍手术室的一般情况。

在访视时用缓慢柔和的语调并面带微笑,目光直视患者,使患者有亲切感。术前访视患者,了解患者病史、既往史、家族史及目前全身重要脏器功能状况,有无感染史、过敏史。了解患者生活习惯、文化程度、社会背景、经济状况等,评估运动功能、意识状态、血管状况,评估患者的生理、心理,询问患者对疾病、手术的态度和对手术的了解程度。对顾虑重重、心理负担过重的患者,为增强其治疗信心,可以向其介绍医生的优势和手术后康复方法,使其吸取经验和力量,树立信心。

（二）术前信息支持

提供关于手术治疗的信息和注意事项,用患者能理解的语言,介绍手术目的、方法、麻醉方式、手术过程的配合,术中可能经历的感受,应怎样配合等;同时介绍参加手术人员的职业修养与技术素质,请手术效果良好的患者现身说法,以减轻患者因知识缺乏而产生的焦虑,增强患者的信心,从而更好地配合手术。在提供信息时,随时评估患者的理解力和接受能力,及时纠正患者的误解,使患者正确掌握术前各种信息和有关知识。

（三）术前体位训练

针对不同术式有针对性地进行必要的体位训练。护士需告知患者手术体位的重要性和必要性,让患者反复训练。如指导患者在训练过程中如何进行呼吸,使患者适应体位并坚持两小时以上,告知患者术中可能出现不适时的应对技巧。

（四）术前熟悉手术环境

准备图片资料或介绍手术室环境的光盘,在访视时播放给患者看。主动给患者介绍手术室环境、布局和手术仪器、设备,让其熟悉手术环境如无影灯、手术床、监护仪、电凝器等。使患者消除对手术室的陌生感和恐惧感,更直观地认识到手术是安全可靠的。

（五）术前心理疏导

耐心倾听患者的感受,解答患者的疑虑,了解患者的心理状态,根据患者不同的病情、职业、文化背景、心理素质及对疾病认知等进行有针对性的、个体化的宣教;鼓励患者讲出自己的想法和疑问，对患者提出的问题进行耐心细致的回答；告诉患者，"我会陪你度过手术的整个过程，有什么不适和疑问请及时告诉我，我会尽力帮助你"以稳定患者情绪，减轻恐惧，使患者以良好的心态接受手术。

（六）情感支持

告知亲朋好友及时探视、安慰和鼓励患者，增强患者治疗疾病的信心，从而减轻焦虑情绪，使患者安静地接受手术。

三、术前交流的注意事项

与术前等待的患者交流，要注意选用合适的称谓，避免以床号代替患者姓名；护理人员对患者的称谓得体与否，在很大程度上决定着护患人际交往的成败。因此，护士应根据患者的年龄特点、性别、职务、职称、文化背景和生活习惯，在考虑患者心理需求的基础上与患者共同商定一个合适的称谓，使患者感到被关注和被尊重。

主动介绍环境和人员，如先进的医疗设备，现代化的器械，经验丰富的主刀医生和麻醉师等，让患者深感受到重视，进一步增加对手术的信心。

提供安静、整洁舒适的手术环境，避免一切不必要的杂音，在做好治疗护理的前提下，护士应尽量站在患者旁边，安抚患者，如握住患者的手，抚摸患者的头，寻找患者熟悉的、与手术无关的话题，如向农民患者询问农作物的种植，学生则询问有关学习的话题，以分散患者注意力，缓解紧张心理。护士应善于理解患者的情感,真诚地关心爱护患者,手术中要求暴露的部位,要注意遮盖,保护患者的隐私和自尊心,切忌为了取得患者的合作而进行恐吓,以致造成医源性心理损伤。

(陈育红　刘惠军)

第八章 安抚沮丧、绝望的患者

生病的时候,人会变得异常脆弱、无精打采。特别是当重病缠身的时候,想想过去的不如意,就感觉自己生来命运不济;想想未来的艰难,感觉前途一片黯淡。很希望有个人在身边照顾,却又怕给别人添麻烦。除了疾病带来的痛苦和艰难,五味杂陈的思绪会令患者更加沮丧,甚至绝望。他们或泪流满面或蓬头垢面或心灰意冷。帮助这些患者走出心灵的阴霾,是人文护理的重要目标。

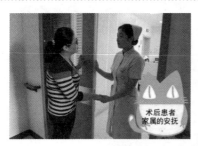
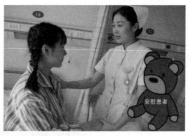
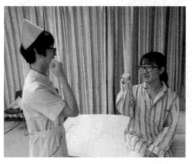

护理故事

　　小李是重症室的护士,像平时一样,中午临近探视时间,将患者们一位一位地都调整好体位,放好床上的餐桌,等待家属们的探视。一天之中只有三餐时间可以探视,因此每到这个时间患者们都很高兴,因为又可以见到家人了。

　　可小李看到2床的刘大姐却闷闷不乐。她曾经因为左眼外伤导致失明,现在又得了癌症。家里经济条件不好,一家人靠着低保过日子。护士小李给刘大姐倒了一杯热水,走到她床边问道:"大姐,今天中午谁来看您啊?"

　　刘大姐:"中午家里人不来了,离得远。"

　　护士小李:"这样啊,手术前我看都是一位大娘来陪您,她是您家里什么人呢?"

　　刘大姐:"那是我妈,孩子他爸半年前就走了,儿子今年上高三,我没有正式工作,又不争气地生病了。我要是没了,以后我妈和我儿子可怎么办?"说着说着眼眶红了。

　　护士小李:"刘大姐,您别太担心了。家里人没来,有什么困难就和我们说。"

　　李大姐:"好,谢谢护士了。"

　　护士小李:"您中午订饭了吗?"

　　李大姐:"没有,我不饿,我抽屉里有面包。"

　　护士小李:"那怎么行,不饿也得吃点儿。没有营养,您的伤口怎么好起来啊?"小李明白刘大姐是怕花钱没有订饭,于是去职工食堂打了一份饭菜端过来……

刘大姐是临床护理中常见的家庭困难患者。丈夫的去世,孩子又面临考大学,母亲年迈,没有收入来源。这些困难患者患病后都感到前所未有的压力,他们看不到生活的希望,会整天闷闷不乐,愁眉苦脸。

护士们都知道病房有这样一位大姐,都想为她做点什么。每天早晨走进病房,都会亲切地问候一下,甚至有的同事早晨来的时候给刘大姐也买一份早点送到病房。刘大姐的房间里挂满了护士们利用业余时间为她折的纸鹤,五颜六色,看了让人赏心悦目。

这一天,是刘大姐的生日,科里的同事们在一周前就开始筹划给刘大姐过一个难忘的生日,鼓励她勇敢地面对生活。

像平时一样,刘大姐和大家一起去做正念训练和肢体功能锻炼操,趁这个时间,护士们分头行动,和其他术前的患者一起在病房里挂满了气球和彩带,拉好窗帘,摆好蛋糕,点上蜡烛,这些,都把刘大姐蒙在了鼓里。

康复锻炼结束后,刘大姐一推开病房门,大家便一起唱起了"祝你生日快乐,祝你生日快乐……"灯打开,一曲唱毕,刚开始还不知道怎么回事的刘大姐已是热泪盈眶,"谢谢你们,我从来没过过生日,我自己都忘了今天是我的生日了。"

这时,护士长把一束康乃馨送到刘大姐手里,说道:"刘大姐,祝您生日快乐,也祝您在接下来的每一天都充满希望,我们这里的每一位同事都是您坚强的后盾。"

护士刘老师家的孩子去年刚参加完高考,知道刘大姐家的孩子今年高考,特意把家里的辅导书收拾了一些交给刘大姐:"这是一些辅导书,里面还有我儿子画的一些重点,以后还有需要的,可以直接给我打电话。"接过刘老师手里的书,刘大姐已是泪流满面,激动地说:"谢谢大家了,今天我43岁了,这是我过的第一个生日,也是最难忘的一个生日,以前的生活说实话挺不顺利的,现在又生了病,我其实很绝望,但是来到你们医院以后,让我觉得生活还有奔头,有了你们的鼓励,我愿意和病魔抗争下去,好好生活,谢谢你们。"

从那天以后,刘大姐不再闷闷不乐了,脸上也有了久违的笑容,没事儿的时候还会主动找其他的病友聊聊天,身体也在逐渐康复着。

一、患者的沮丧和绝望情绪

许多重症疾病患者很容易出现强烈的心理困扰,心理困扰既包括精神脆弱、沮丧、担心等正常的心理感受,也包括抑郁、焦虑、恐惧、社交孤立等心理障碍,以及抑郁症、焦虑症和精神信仰冲突等严重的心理障碍。

沮丧绝望首先表现为心境低落,快乐缺失。患者因为疾病和相关的社会、经济压力,心理容易陷入愁苦郁闷状态,整日里无精打采、长吁短叹,甚至伤心落泪。沮丧绝望的患者头脑中通常会盘旋着一系列的负性思维,责备怨恨自己,感叹命运的不公、时运的不济;或自信心下降,放弃应对艰难困苦的尝试。沮丧绝望的患者还会产生强烈的社会疏离感,表现为自我封闭,不与外界沟通,独自啜饮生活的苦酒。

沮丧绝望的心理状态对患者的健康具有极大的破坏作用。Herbert Lefcourt 曾讲述过一个生动的实例:一个女子存在社会退缩已有近10年,从不开口讲话。她住在一个精神病院的病房,这个病房被患者们称作"绝望病房"。这时,医院打算重新装修。为了省事,医院方面把这个病房内的患者转移到另一处病房——这个病房被患者们叫作"出院病房"——因为患者住到该病房,意味着病好就要出院回家了。转病房后没多久,这位沉默的女子就开始说话了,而且似乎很满意她在这里的新的社会交往。然而没过多久工人们装修完了"绝望病房",那位女子又搬回"绝望病房"。令人惊诧的是:她在返回"绝望病房"后的短短一周内就死去了……后来的尸体解剖未发现任何病理原因。这意味着,患者因彻底绝望而死。

对于沮丧绝望的患者,可以通过心理疏导帮助患者调节心态,改变认知。还可以丰富患者的社会互动,带领患者走出自我封闭状态。

二、沮丧和绝望患者的心理疏导

(一)帮助患者调节心境

沮丧绝望患者的首要心理问题是心境低落。长期的疾病折磨让人苦不堪言,不佳的治疗效果让人悲观失望,在生活的重重压力下自己却无能为力,这一切都会使患者内心堆积过多的负性情绪。所以心理疏导的首要任务是帮助患者调节心境。可以采取的方法包括:

1. 耐心倾听　倾听是接收口头及非言语信息、确定其含义和对此做出反应的过程。良好的倾听是建立亲密关系的核心行为要素。当我们能留心倾听时,对方会产生被接纳、被重视、被尊重的感受,可以消除其内心那种孤苦伶仃的感觉。另外护士的耐心倾听可以为患者提供一个情绪宣泄口,帮助患者将内心淤积的困苦宣泄

出来。为了达到良好的倾听效果,护士要做到:

(1) 以开放式的方法对患者发问

比如,看您最近老不开心,有什么烦心事您可以跟我说说?

对于这种开放性的提问,患者的回答通常不会止于"是"或"否"的有限信息,而是可以自由谈论他们最关切、对他们困扰最大的问题,从中还会流露出他们的不良情绪。

(2) 不打断,让患者自由表达

这样不仅可以使患者更多地说出他最想说的话,释放其内在的压力。而且不打断本身体现的是护理人员对患者的接纳和认同,有利于消除患者的孤独和社会疏离感。

(3) 在患者说话时给与支持性反馈信号

可以用"嗯……嗯……"或"请讲下去"或点头等向患者表示你正在注意听他说话。

(4) 对于患者的感受给予认同和肯定,表达同理心

比如当患者说:"我现在感到非常痛苦。"护士可以回应说:"这不奇怪,我要是你,我也会这样的。"

(5) 向患者提供积极反馈

积极反馈包括通过注视、会意的点头、会心的微笑、询问或追问进一步的问题等,也包括直接通过语言、掌声表达认同、鼓励和赞扬。积极反馈能够提供强有力的支持性信息,有利于缓解患者的紧张不安情绪。

2. 合理处置患者的负性情绪　当患者因情绪沮丧哭泣时,护士不要阻止他们,要允许他们采用哭泣的方式宣泄内心的痛苦,因为哭泣对缓解痛苦情绪也是一种健康有益的反应。当患者哭泣时,护士可以坐在患者身边,或轻轻扶住患者的肩部,或握住患者的

手,以示对患者的理解。当患者希望独自安静休息时,护士应为其提供适当的环境。当患者停止哭泣后,护士应鼓励患者说出沮丧或悲哀的原因,尽可能地帮助患者解决实际问题。

对患者赋于理解和同情心,让其畅所欲言,一吐为快,然后用疏导式的语言使其慢慢平静下来,通过交谈,解除心中的积怨,疏导忧伤,诉清苦闷。

(二)改变患者对疾病及其相关因素的消极认知

绝望是以消极期待为特征的认知状态,是一个预测心理健康问题如抑郁和自杀意念的因子。在临床实践中,它能够降低患者参与有效医疗决策的能力,严重影响治疗效果。医护人员可通过有效的沟通了解患者绝望情绪的发生情况及其影响因素,改变患者的消极认知,从而降低其绝望程度,提高生活质量。

疾病本身是一种显著的应激源,重病来袭,产生各种消极的想法很正常。但需要护理人员注意的是,当有些患者的消极想法明显属于不合理思维并影响其生活和治疗的时候,就需要护士给以疏导了。

著名心理学家艾利斯(Albert Ellis)对人们遭遇不幸事件后的不合理思维有过系统分析,他认为这些不合理思维具有三个特征。

1. 绝对化 指人们以自己的意愿为出发点,对某一事物怀有认为其必定会发生或不会发生的信念,它通常与"必须""应该"或"绝对不能"这类字眼连在一起。比如:当乳腺癌患者患病后,如果总想着"我必须体面地活着,否则还不如死了好""我绝对不能拖累家里人"等等,他就极易陷入痛苦的情绪困扰中。因为他所设定的体面或完好状态已被患病或治疗打破,只有改变这种绝对化的认知模式，才能降低情绪困扰。

护士可通过谈话，帮助患者认识到其绝对化要求的不合理、不现实之处，帮助他们学会以更加具有弹性的认知去看待自己和周围的人与事物，从而走出负性情绪状态。

2. 过分概括化　这是一种以偏概全的、不合逻辑的思维方式，就好像以一本书的封面来判定其内容的好坏一样。人们经常在评价自己的得失时表现出过分概括化的特征。如一次考试失败就认为美好的人生从此消失了，截肢手术后认为自己成了"废人"等。以自己做的某一件事或某几件事的结果来评价自己整个人、评价自己作为人的价值，其结果常常会导致自责自罪、自卑自弃的心理及焦虑、抑郁情绪的产生。过分概括化的另一个方面是对他人的不合理评价，即别人稍有差错就认为他很坏、一无是处等，这会导致一味地责备他人，以致产生敌意和愤怒等情绪。按照艾利斯的观点来看，以一件事的成败来评价整个人，这无异于一种理智上的法西斯主义。在这个世界上，没有一个人可以达到完美无缺的境地，所以每个人都应接受自己和他人的错误、失败、缺陷和不完满。

处在绝望状态的患者一般都存在过度概括化的不合理认知，护理人员可以通过交流帮助患者走出思想误区。不能因病或因身体的残障而抹杀自己存在的价值，不能因病抹杀自己存在的意义，引导患者从被疾病笼罩的认知迷雾中走出来。

3. 糟糕至极　这是一种认为如果一件不好的事发生了，将是非常可怕、非常糟糕，甚至是一场灾难的想法。例如，多数癌症患者被诊断为癌症后，会认为事情都糟透了、糟极了，对他来说往往意味着碰到了最倒霉的事情，是一种灭顶之灾。这类想法将导致个体陷入极端不良的情绪体验，耻辱、自责自罪、焦虑、悲观、绝望的感受会在他头脑中循环往复，难以自拔。这同样也是一种不合理的想法，因为对任何一件事情来说，都有可能发生比之更好的情形，没有任何一件事情可以定义为是百分之百糟透了的。当一个人沿着这条思路想下去，将遇到的坏事看作糟糕透顶的事情时，他就会把自己引向极端的、不良情绪状态的陷阱。

护理人员在与患者沟通时，如果从他的言谈中了解到他存在这种不合理的思维倾向，就可以开导他，使其认识到尽管眼前的疾病状态已经很糟糕，但我们依然没有任何理由说事情已经到了糟糕至极的地步；即使身体和器官已经到了不可避免要受损或致残的地步，然而生命还有其他存在的意义。指导患者必须努力去接受现实，尽可能地去改变不利的状况；如果改变不可能时，则要学会在这种状况下生活下去。"

三、改善患者的社会互动

前面谈到沮丧绝望的患者存在强烈的社会疏离感，容易自我封闭，不与外界沟通。为了改善这类患者的心理状态，护理人员可以通过改善和丰富与患者的互动来改善患者的心境。具体措施如下：

（一）接纳式沟通

在与沮丧绝望患者沟通时，鼓励并协助患者谈论自己的想法和感觉，使其感到被重视，让患者有安全感。以友善、真诚、理解的态度对待患者，语言应简单、温柔，必要时重复多次，及时予以回应，给予患者充分的安全感。但不要过分同情，否则会增加其消极情绪，只要展示接受的态度即可。

(二)减压性鼓励

对心境不良的患者,应使用适宜的方法引导患者说出其病情,或启发其说出内心感受。对患者的反应要给予及时的回应,鼓励患者积极参与沟通,减轻压力。

(三)关爱与帮助

对处在绝望状态的患者,应以支持安慰为主,保持关切的态度,避免过多鼓励,尤其避免要求患者倚靠自己的力量战胜疾病。

可通过日常关爱行为让患者感受到外在的温暖和支持,也可以通过仪式化的活动强化(如前面实例中的生日礼物)患者的幸福体验,以此稀释或扭转患者的消极情绪。还可以提醒患者家人给患者以更多关爱和支持。

(强万敏 刘惠军)

第九章　对高压力患者的心理疏导

当疾病携带着痛苦、花销、忙乱以及各种风险、功能丧失甚至死亡威胁一起到来的时候，巨大的压力就会落在患者及其家庭成员身上。面对着患者的愁容、泪水和叹息，陪伴、倾听、安慰、共情、探索希望的来源皆是最好的人文关怀。

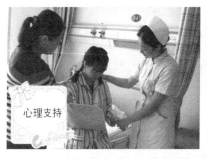

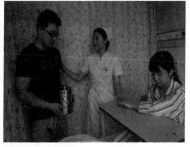

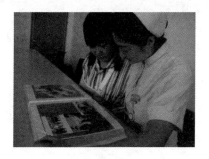

护理故事

患者小刘是一位 27 岁的乳腺癌患者,在得知病情后一直闷闷不乐。

小刘:"护士,我现在没有检查了,我能回家住吗?"

护士小李:"怎么了?为什么突然想回家啊?"

小刘:"我心情不好,在这儿整宿的睡不着觉,我想回家里住。"

护士小李:"是因为这几天检查结果下来不好吧?"护士小心地询问道。

小刘:"是啊,我想不明白,我还这么年轻就得了乳腺癌,怎么就让我赶上了呢?"患者小刘听了护士的问题觉得一语中的。

护士小李:"咱这个病的病因有很多,虽然现在不是很明确,但是早期发现是可以治愈的啊,而且治愈率很高的。"

小刘:"我刚结婚半年,刚和我老公商量好,打算要个孩子。现在这样他肯定接受不了,我婆婆也会接受不了。"说着说着,小刘眼泪啪嗒啪嗒往下掉。

护士小李走到小刘身旁,一边用手轻抚着她的肩膀,一边安慰地说:"你先别着急,也别净往坏里想,先抓紧治病。等你老公来了把病情告诉他,别一个人扛着。"

小刘:"我老公工作很忙,他白天上班,下了班来看我,我还没详细和他说呢,即使做完手术,我也是残缺的了,不知道以后还能不能要孩子,更不知道他会怎么看我。"

护士小李:"您担心的这些都是正常的,不过也是可以打消的,等你老公来了,我们一起和他谈谈,好不好?"

小刘："好的，谢谢护士了。"

护士小李："没关系，我这儿有个微信群，都是乳腺癌的患者，群里面也有像您这样年轻的朋友，最后通过治疗成功受孕生子的，您可以多和她们聊聊。"

小刘："好啊，我也想多向病友咨询一下呢，自从查出这病，我可紧张了，我每天上网查各种信息，也不知那些信息对不对，真是有病乱投医了。"

第二天，小刘的老公王先生来到了医院，护士小李把他请到活动室。

护士小李："您好，请坐。你老婆的病情你可能都知道了吧？她这么年轻就患病，你们心理压力都会很大。"

小刘的老公点点头，长叹一声。

护士小李："这两天您妻子情绪不太好，也影响到睡眠。我昨天跟她聊了聊，发现她压力很大，压力一方面来自对癌症的恐惧，另一方面来自于肿瘤治疗对生育的影响，担心您和您母亲不能接受。看来我们得一起来帮她减轻心理压力。"

小刘老公："嗯，知道了，我们感情很好，她老是自己胡思乱想，我就担心她接受不了，所以不敢说什么，我和我妈都没问题，都会尽全力帮助她治疗的。"

护士小李："那就太好了。另外还有一件事情提醒您，医生和你们也有过谈话，当前手术是最好的选择。从我们接触患者的经验来看，年轻的患者一般都会担心手术做完以后，丈夫对自己一侧乳房缺失的看法。而且你妻子现在手术的选择余地也很大，然后可以进行乳房再造，我看她也有这个心思。她可能不会跟您直说，但希望您找机会和您妻子谈谈，如果她有这方面的顾虑，您也对她说说您的想法,这样可以帮助她打消顾虑缓解不良情绪。"

小刘老公:"好,谢谢您提醒!我会帮助她打消顾虑的,我找机会跟她谈谈。"

护士小李:"那就再好不过了。其实,你们都不用悲观,你看活动室里这些照片,都是我们科的患者留下的,这里有很多抗癌明星。"

护士小李:"您看照片中这个笑的很灿烂的女孩,29岁,这是去年参加'粉红丝带'活动时拍的,她现在已经有了自己的孩子。你看,这张照片,是她和她的小宝宝,多可爱。"

王先生:"那让我妻子也来看看吧,我陪她一起看。"

护士小李:"好呀。"

患者小刘和先生一起看着墙上的照片,慢慢地两人有说有笑了,小刘说:"看着她们能度过这个难关,我相信自己也可以。"

"对,我陪你一起度过,我们一起努力。"丈夫也坚定地说道。

一、压力

压力是指当个体意识到某种情形,或者某个人,或者某件事情具有潜在威胁性时做出的反应。压力意味着个体的身心都处于紧张状态。当个体意识到压力存在时,其身体会产生一系列变化。大脑分泌出肾上腺素等激素,肾上腺素通过血管流淌到身体各个部分。当这些激素流到心脏、肺和肌肉时,会导致一系列躯体症状发生,如心跳速度开始加快,呼吸开始急促,肌肉紧张并准备行动。压力导致的紧张不安和焦虑保持在身体中,并随着遇到的每一件能引起紧张情绪的事情不断积累上升。

压力是心理社会因素影响健康或导致疾病的重要环节。因此，压力对于健康人群和患者都具有重要意义。住院患者由于疾病和住院等应激事件的发生，会导致其产生更多压力。

从压力源角度对住院患者压力情况进行分析，可以针对性地帮助住院患者应对压力源，减少压力源对其造成的不良反应。

二、住院患者的压力源

压力源又称应激源或紧张源，是指导致个体产生压力反应的因素，也就是说，凡是能够引起心理压力反应的各种内外环境刺激因素就叫做压力源。压力源既可以来自于人们所经历的重大事件，如结婚、失业等，也可能来自于轻微而繁琐的事情，这些事情累积起来同样也会产生较大压力。住院患者既面临着生病住院这样较大的事件，也面临着由住院带来的生活、工作、家庭方面改变的繁琐事件。由此可知，住院患者相对于普通人群将面临更多压力，其情绪不稳定性加大。因此，护理人员细致观察分析住院患者的压力源并采取相应对策，对减少住院患者的压力，保证住院患者的治疗与康复顺利进行具有重要意义。

对住院患者而言，其压力源有的来自外部，有的来自内部。外部因素包括患者所处的家庭环境、经济条件、社会支持系统、医院硬件设施及心理护理工作开展效果等。内部因素主要是指患者的人格特点和心理状态。综合考虑，住院患者的压力源按照生理、心理、社会属性可分为躯体性压力源、心理性压力源、社会和文化性压力源。

（一）躯体性压力源

指作用于躯体的理化、生物和疾病因素，如高热、辐射、噪声、外伤、毒物、病原微生物感染等。对于住院患者来说，躯体的不适症状，如疼痛、发热等均能引起较为强烈的压力感。由于各医院环境设施条件的不同，病房温度、湿度、噪声等均会不同程度地成为住院患者的压力源。

（二）心理性压力源

心理性压力源来自多个方面，首先由于患者对自身疾病的了解程度不同，对于疾病的恐惧、焦虑情绪亦会增加其心理压力。

其次，患者患病和治疗、康复期间会面临各种冲突导致的心理压力。主要包括：

（1）治疗和工作冲突。若患者住院前处于正常工作状态，住院后需要中断工作，此时患者面临着工作与治疗关系之间平衡权重引发的心理冲突。

（2）治疗与家庭责任的冲突。因患病或住院后导致患者不能承担家庭角色任务时，会发生治疗与家庭责任的冲突。

（3）家庭内部的人际冲突。患者在治疗和康复过程中通常需要人照顾，家庭生活节奏及家庭任务结构也会发生改变，家人之间关系面临重新调配的需要，这也会对患者产生心理压力。

（4）病房内的冲突。多数住院患者是和其他患者共住一个病房进行治疗，会使其面临与同病房患者之间因起居饮食习惯导致的冲突。

（三）社会和文化性压力源

社会性压力源是指因失业、经济窘迫等原因引起的压力反应。

比如，对于住院患者来说，住院治疗过程会带来较大的经济负担，并有可能造成失业或者职业岗位变换的风险。

文化性压力源是指因风土人情、语言文字、生活习惯、宗教信仰的差异而造成压力反应的刺激物。住院患者生活环境发生了重大变化，由家庭环境转变为医院环境，这直接会产生生活条件、个人习惯、睡眠及饮食习惯等各方面改变带来的压力。上述压力源都是负性压力，对于患者在疾病状态下的情绪状态及其治疗康复影响较大。

三、住院患者的压力应对策略

一般情况下，健康的人能自行应对生活中的各种压力。但当一个人生病住院时，由于疾病造成的各种身心健康状况的改变，加上各种诊断、检查、治疗及护理，会成为新的压力源，继而影响患者的生理、心理及社会抗压能力。帮助患者预防及应对压力，减轻心理压力是护理的一个重要组成部分，通过应用各种护理措施来帮助患者减轻压力可以使患者尽快达到全面的身心康复。

（一）躯体性压力的应对策略

医院空调、加湿器等硬件设施的安装使用可以减少温度、湿度等对住院患者造成的躯体性压力。工作人员工作时，尽量降低声音，避免给敏感的住院患者造成不同程度的噪声压力。条件较好的医院可提供相应硬件设施改善住院环境，并从工作制度上规范工作人员言行，减少噪声等因素造成的住院患者躯体性压力源。

心理治疗中常用的治疗方法也可以用于应对躯体性压力源。多数患者初入院时，对疾病的治疗及康复情况不甚了解，患者由于需要的满足障碍而较易出现紧张、抑郁、焦虑、恐惧等消极的情绪。因此为患者创造轻松舒适、优美、洁净的环境，会使人心情愉快，减轻患者对环境的心理压力，有利于疾病的康复。

此时可以使用支持性心理疗法。通过倾听、解释、鼓励、疏导、指导、暗示和保证等步骤使患者了解自身病情，消除不良情绪。同时，可提供放松音乐、催眠音乐等放松疗法及暗示疗法帮助患者减轻身体不适感。及时了解患者的各方面需要，在各种护理活动中满足患者的需要，会降低患者的心理压力，消除患者的不良情绪，使其心情愉快地接受治疗及护理。

（二）心理性压力的应对策略

由同一种疾病的住院患者组成的同伴治疗小组能给患者带来归属感，坚定其治疗的信心，从而减少患者在医院特定环境中产生的各种心理冲突。同伴治疗小组的各种活动使住院患者在医院建立稳定的人际关系，并产生安全感与集体归属感。住院患者通过同伴治疗小组向其他患者学习如何适应患者角色，缓解面对家庭、工作变化的压力。因此，同伴治疗小组是一种较好应对心理性压力源的方法。

患者的自理能力是心理健康的一个重要标志，也是减少心理压力的一个重要内容。应在护理中注意锻炼患者自理能力，使患者尽可能地参与自己的治疗及护理，尽量达到最大限度的自理，恢复患者的自尊、自信心、自我控制感、价值感及希望。及时向患者提供有关疾病的诊断、治疗、护理、预后等方面的知识，会减少患者由于疾病知识缺乏而产生的想象性恐惧或焦虑，增加患者的自我控制感及安全感，使患者发挥自己的主观能动性，更好地配合治疗及护理。

住院患者的社会支持系统对其心理性压力有较大影响。社会支持就是个体所建立的人际关系网络中他人所能够提供的应对资源。面对应激环境，应激者往往寻求来自家庭、亲友、组织等方面的帮助，包括给予信息及关心指导，期望得到别人的同情、支持和理解，以缓解焦虑不安的情绪。鼓励患者通过各种方式宣泄自己内心的感受、痛苦，允许患者情绪的发泄。对患者进行自我心理保健训练，可使用语言暗示法、活动转移法、倾诉法。向患者介绍康复患者的事例，讲述身残志坚人物的故事，提高患者的意志力，增强患者战胜疾病的信心。

护理人员要充分重视住院患者社会支持系统的作用，医院可通过网络、宣传栏和面对面宣教等形式对患者家属进行心理健康知识宣传教育，让患者亲友知晓他们的心理支持对患者治疗及康复的重要作用。

另外，面对心理压力时，患者采用的应对方式主要有情绪集中应对和问题集中性应对两种。情绪集中应对主要是缓解焦虑等不良情绪，在患者只能接受事件不能改变事件的情境下使用。它主要可以通过运动、参与活动、重新评价情境来减轻消极情绪。重新评价情境改变患者对事件的认知，使患者彻底消除不良情绪。值得注意的是，认知改变因人而异，改变过程可能需要较长时间。

问题集中性应对方式是通过事先应对及寻求社会支持系统的帮助来较好解决问题。事先应对是指事先尽可能获得较多的有关压力事件的信息，为开展适合应激需要的行为奠定基础。同时，个体必须首先预料所遭遇到的需求及实践这些需求可能出现的反应。也就是说，个体的这种设想应尽可能接近现实的情境，并预料可能发生的困难，相信自己完全可以排除相应的反应。同时学会解释负性情绪，进而通过自我调节系统缓解负性情绪。

（三）社会和文化性压力的应对策略

社会和文化性压力源主要来自于习惯的改变，包括生活条件改变、睡眠饮食习惯改变。应从制度上建立初入院心理护理制度，尽快让住院患者熟悉医院生活、治疗环境，加入同伴治疗小组，建立新的人际关系。在治疗护理期间，应当始终本着尊重原则，尊重患者价值观。应在条件允许的情况下进行个性心理护理，并缓解其因环境改变、习惯改变带来的压力。

住院患者的压力直接影响其疾病的治疗及康复过程，因此，在对住院患者进行治疗的同时，可分析其存在的主要压力源，并按上述方法采取有效措施，从而减少住院患者感知的压力。压力源应对策略的实施将缓解住院患者的消极情绪，提高其心理适应能力，促进其疾病的治疗，帮助住院患者尽快康复。

尽快与患者建立良好的护患关系，设身处地地为患者着想，理解患者的感受，体谅患者。生病及住院后患者及家属面临巨大的压力，特别当患者疾病比较严重时，情绪易激动，对周围的一切很敏感，也常从护士的言语、行为及面部表情等方面来猜测自己的病情及预后。因此护士良好的、支持性的沟通可以帮助患者度过这段痛苦的经历。

调动患者的社会支持系统，包括亲人支持系统，如家人、邻居、朋友；工作单位支持系统，如同事、领导；医疗支持系统，如医生、护士。社会支持系统可以降低个人的压力反应，促进身心康复。护理人员应鼓励患者参加各种社交活动，以减轻人对压力的感知，提高患者的应对能力。还可以通过将注意力集中在呼吸、声音、想象等方面来降低患者对周围环境的感应能力，以降低交感神经的活动，使肌肉松弛、心理放松。可指导患者做深呼吸训练、固定视物训练、语言想象暗示放松训练、听音乐等。

（陈育红　刘惠军）

第十章 与愤怒患者的沟通

临床护理工作中患者和家属有时会表现出愤怒、焦躁等各种精神状态,面对这样的患者及家属如何进行有效的沟通交流是考验护理人员的重要环节。掌握适当的沟通技巧和策略是促进护患关系和谐的重要保障。

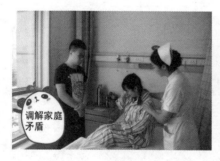
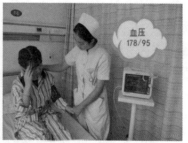
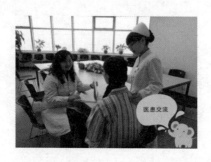

护理故事

26 床王老师术前血压偏高（190/101mmHg），大夫提出暂停手术，待血压平稳后择期手术。护士小张告知患者家属因血压升高要暂停手术后，患者家属表现出愤怒情绪。

家属："护士，为什么大夫说停手术就停了！我们都远道而来，为了这个折腾好几天了！这不是白来一趟了嘛！"

护士小张："您是王老师的家属吧？"

家属："怎么了？我是她丈夫。"

护士小张："您先别生气，我也是刚刚了解到您妻子的手术被停掉了。我非常能理解您现在的情绪反应，我知道您来一趟挺远的，也不容易。如果是我，我也会难以接受的。但是您妻子术前血压已经高到了 190/101mmHg，这么高的血压手术中会发生危险的，可能会出现术中出血过多、高血压危象等一系列的风险，所以咱们大夫也是为了患者生命安全考虑，决定暂停手术，避免术中出现危险。咱先把血压控制平稳以后再择期手术，这样才是最安全的啊。"

家属的情绪稍稍平复，但是仍是一副不耐烦的神情。

家属："那我们吃两片降压药，等一会血压降下来不就行了，你跟大夫说说今天还是把手术给我们做了吧！"

护士小张："您的心情我可以理解，但是血压问题不是您想的那么简单。术前服用降压药会造成术中血压突降再加上麻醉药的作用，弄不好会发生脑血管危险情况。王老师血压这么高，手术风险很高，您千万不要让王老师私自服用降压药，您一定要谨慎对待手术，切不可轻举妄动啊。医生这样做也是为了您家人的安全考虑，虽然有些突然，让您没办法一下子接受，不过我还是希望您给自己点时间平复一下心情，好好考虑考虑，向其他家属解释一下好吗？"

这时家属不再与护士争执，回到病房与其他家属商议。半小时以后，家属再次走到护士面前，语调降低了些，但是仍不满地询问道："那我们接下来怎么办啊？下次什么时候手术啊？"

护士小张："嗯，想通了好，我们能理解您的感受。满心满意地准备手术，突然停了，确实挺让人闹心的。但是咱得保证患者的安全，这才是最重要的。接下来大夫会跟您谈话交代具体的降压措施和处理办法，一会儿我也会到王老师床边为她测量血压，指导保持血压稳定的注意事项和操作办法。而关于后续怎么安排手术的问题，医生一会儿会跟您一起商议的。"

家属："哎……（家属长叹一口气，彻底卸下），不做就不做了吧！我也知道这个不怪你们，可我这次全家都为了这事请假的请假，旷课的旷课，都来这陪我爱人手术来了，来了告诉我们做不了了是有点接受不了。我刚才就是一时激动，你们体谅体谅，帮帮忙看看我爱人哪天能做手术。"

护士小张："没关系，我们都能理解，没有什么不能体谅的。我们和您家人一样期待患者健康平安，等王老师血压平稳了肯定会尽快手术的，这个您放心。"

患者家属最终感谢护士并为刚才的不良态度致歉，表示要配合接下来的治疗。护士会心地接受患者的歉意并建立起良好的互信关系。

愤怒是客观事物不符合个人需要或阻碍个人需要的满足而引起的不愉快体验。愤怒情绪的程度有高低之分，从低强度的生气到高强度的大发雷霆。在临床护理工作中我们经常会遇到因多种原因而导致患者及家属产生愤怒情绪的情形。例如，一些容易情绪激动的患者及家属，稍有不满就会发脾气，甚至会出现一些过激行为，如大声喊叫、肢体冲突、中止治疗或破坏仪器设备等，还有些愤怒的患者将情绪指向自己、家人或医护人员，导致伤害性事件发生。分析引发患者愤怒的原因，采取恰当的应对策略，对于提升医疗服务品质，防范伤害性事件具有重要意义。

一、分析患者及家属愤怒的原因

引发患者不满、抱怨甚至愤怒的因素很多，概括起来，包括以下几个方面：

（一）患者病理性的反应

有时候脾气暴躁是疾病本身的症状，身体疼痛的患者情绪容易激惹。

（二）对医疗流程和治疗效果不满意

患者来医院的主要目的是治疗疾病，期望尽快恢复健康。但临床治疗有很多制度性的流程，如手术患者必须先办理一系列手续才能住院，然后是一系列化验检查，此后才能开始治疗程序。患者在此期间往往缺乏耐心，从而导致不满和抱怨。

如果患者对疗效不满意，更可能有抱怨或愤怒的情绪。

（三）对服务不满意

医院的医务人员服务态度不好，服务态度生硬，或者主动性不够、解释不耐心等，会使患者自尊心受伤，进而对医疗服务产生抱怨或愤怒情绪。

（四）对环境不满意

医院的服务设施差，环境脏、乱、差，生活服务不方便，医院不安静，患者的基本生活要求不能满足，患者也会产生不良情绪。再如就诊排队或交通堵塞。

（五）对服务收费不满意

在我国目前的医疗环境下，需要患者个人支付的医疗费用还很高。对于那些有很高医疗支出的患者而言，很容易对医疗收费不满，产生抱怨和愤怒情绪。

二、与愤怒患者及家属的沟通策略

与处在愤怒中的患者和家属进行沟通需要掌握如下策略：

（一）保持冷静，安抚患者情绪

患者或家属不满，说明我们工作中某些环节还不够完善，我们的服务态度还有待提高。所以面对愤怒的患者及家属，我们的第一反应就是告诫自己保持冷静，然后以言语或非言语的行为表现出对患者愤怒情绪的理解和对这件事的重视，就如故事中讲的"您先别生气，我非常能理解您现在的情绪反应"。

不能轻易被患者或家属的言辞激怒。尽量运用平静的语调，有时甚至可以暂时保持沉默，静待患者或家属将抱怨和不满情绪发泄出来。有些患者的不满并非真的指向医护人员，而是对事件本身的不满，这时切忌与患者及家属直接对抗，可帮助患者转移注意力，把不满情绪淡化。

（二）倾听患者抱怨，了解患者愤怒的原因

面对患者及家属愤怒时，护理人员切不可第一时间选择回避或不理会的态度，更不可采取针锋相对的态度，这样做都会进一步激化矛盾，扩大事端。此时，更为恰当的方式是运用倾听技巧，主动耐心地听取患者及家属的抱怨。愤怒的原因不同，表现形式和持续时间就不同。有的患者被诊断患了严重疾病一时难以接受，而用愤怒来发泄自己的焦虑、紧张和失落情绪；有的患者家属因为患者的离世而不能接受，而用愤怒来发泄自己的伤心、悲痛和失望甚至绝望情绪。本节小故事中的患者家属就是因患者血压高临时停掉手术而表现出愤怒不满情绪。无论是何种原因导致的愤怒情绪，切记一定要给患者或家属适当的发泄空间，理解和同情他们，以倾听方式让他们发泄心中的不快。

（三）换位思考并表达同理心

护士要站在患者或家属的角度想问题、说话，理解患者的需求和不满，将患者的情绪合理化，如"如果是我，我也会难以接受""假如我是患者或家属……"，若能使用同理心、换位思考会让愤怒者产生被理解的感受，其愤怒情绪即可降温。

（四）澄清事实和原因

护理人员要仔细倾听患者抱怨的原因，确认问题所在。认真了解事情的每一个细节，然后确认问题的症结所在。最好用纸笔将问题的重点记录下来，对于没有弄清的问题，在患者抱怨完之后，再进行询问。让患者说出自己的想法，弄清患者抱怨的原因是什么，哪些是事实性的问题，哪些方面是患者自己可以解决的，哪些是可以协助他们解决的，哪些是无法解决需要向患者解释说明的。

（五）耐心解释，提供帮助

在患者有愤怒情绪时护士不能完全逃离环境，更不能用更加尖刻的语言激惹患者。要认真对待他们的意见和需求，切实为其解决问题。如果其中存在误会或不理解的问题，等患者情绪平复后，护理人员应给予耐心解释，消除误解。

在此基础上本着为患者真诚服务的态度，讲明事实真相，明确事件本身的利害关系。等患者情绪平复之后再做沟通，耐心地为其再次解释，解决误会或矛盾，使其在自身思考判断的前提下，尊重其自主选择和决定，尽量帮患者解决其愤怒的根源问题。

（六）医护和其他管理人员相互协助

当护患矛盾已经出现时，其他医护人员不能坐视不管，应立即上前了解情况，协助妥善处理已经发生的争端和冲突。可先让当事护士回避，减轻与患者及家属的正面冲突，代其道歉。耐心倾听患者及家属的不满，努力满足其合理化要求。对其不合理的要求要先肯定患者的平时表现，从患者的角度给予适当的利害分析和引导，以开放的态度和眼光看待他们，用心接纳每一个人。

（七）增强互信合作

不记仇，不责怪，不背后议论，对护理工作要有始有终，直到患者及家属完全放下愤怒情绪，把握时机进一步增进护患关系，把人文关怀理念传递到患者和家属当中，增强互信合作关系。

（陈育红　刘惠军）

第十一章 对重症监护室患者的心理护理

重症患者刚刚经历手术,家属和患者都处于精神高度紧张状态。耐心细致的护理、将心比心的关怀、快而不乱的指导,都是患者安全的有力保障。精湛的技术,过硬的本领、恰当的沟通、适当的处理,是让患者满意,家属放心的前提。

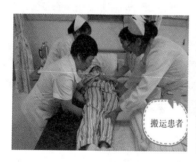

搬运患者

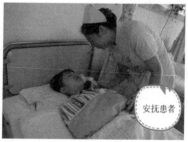

安抚患者

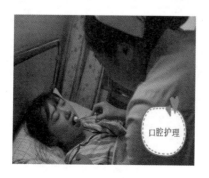

口腔护理

护理故事

临近中午,张阿姨手术顺利,术毕后乘平车回到病房重症监护室。监护室的护士小李赶忙迎上来说:"家属先不要着急,先到外面等候,我们先把患者安置好后大家再进来看患者,请大家抓紧时间,不要耽误患者交接,一会儿我们也会跟大家说明患者的情况,谢谢大家的配合。"家属们听后很配合地疾步走出重症室。护士小李跟随行的麻醉医生进行患者交接,三位护士娴熟地将患者搬运上床。成功地交接好患者并给与必需的治疗后,护士小王问张阿姨:"阿姨,醒了吗?能睁眼看看我吗?您能告诉我您叫什么名字吗?您知道自己现在这是在哪儿么?"

"我叫张淑芬,我手术做完了吗?"张阿姨有点虚弱地说,努力地睁了睁眼,却并未睁开。

小王:"张阿姨,手术做得很顺利,您现在已经回到病房了。我看您还没完全清醒呢,您就安静休息吧,如果您觉得不舒服就跟我说,我就在这看着您。刚做完手术,可能会有全麻反应,如果觉得恶心,您就偏头。一会我让您家属进来看看您。您啊,注意别说太多的话,一定安静休息,注意情绪不要波动太大。您要是觉得困就闭上眼睛休息。"

"嗯,我知道了。"张阿姨说道。

"我给您做个口腔护理,清洁一下口腔,做完手术会觉得嗓子疼痛,是由于做手术的时候为了保持呼吸给您的咽喉部插了一根通气道,基本所有的患者都会像您一样,这个症状会慢慢缓解的。"小王一边给患者做口腔护理一边和患者交流。"您鼻子上现在戴着鼻导管吸氧,您注意尽量把嘴巴闭上,用鼻子吸气,这样可以提高您的血氧浓度。虽然您以前有高血压,但是现在血压125/77mmHg,血压很好,您不用担心,其他指标也都很平稳,您就安静休息吧。"

此时,小李走至门口,对围在门口的家属说道:"咱患者刚刚做完手术回来,全麻反应还没完全过去,现在还不太清醒。我们刚安置好患者,也采取了必要的治疗措施,给她接了心电监护、吸氧导尿接引流瓶,生命体征目前很平稳,请家属们放心。咱家属现在可以进去看看患者,但要注意保持安静,由于咱家属比较多,大家看望患者的急切心情,我们都能理解,一会进去的时候两个两个交替。患者本身有高血压史,咱注意不要和患者交流太多,尽量不要打扰她休息,避免引起患者的情绪反应造成生命体征的变化。请大家配合,并遵守重症室的规定。"

听过小李的解释,家属们说:"人家说的有道理,一会我俩先进去,你们轮流,咱都别说话,看看就回去,让她好好睡觉吧。"家属们依次轮流看望患者,重症室秩序井然。

过了两个小时,张阿姨叫到:"护士,我口渴,我想喝水。"

"张姨,咱刚做完手术,时间还没到呢,还不能喝水,我给您擦擦嘴吧。"小李走到床旁,"来,您把嘴巴张开。您现在已经基本清醒了,听我给您说说注意事项,您现在只能平躺,不允许翻身侧卧,胳膊下面给您垫了一个软枕,是乳腺根治术的患者做完腋窝淋巴结清扫术后必须要垫的,这样您也会觉得肩膀舒服些,酸麻肿胀的感觉会得到缓解,不会那么累了。做手术侧的胳膊暂时不要活动,下半身可以随意活动,做一下足部的背屈旋转动作,防止下肢静脉血栓。"

"护士,我手术做得怎么样啊?是都切了吗?"患者略显急切地说道。

"张姨您不要着急,手术很顺利,你想了解手术情况一会儿等主任做完手术回病房,他会过来看您的,到时他会跟您讲清楚。张姨:"行吧,护士,我想见我老公,他在哪呢?"

小李说道:"您刚手术完回到病房时,您家属都已经看望过您了,您当时还没完全清醒。您回来得有两个半小时了,咱是重症监护室,不允许家属随意探视的,再过两个小时就到探视时间了,我会让他进来看您的。"

张姨:"嗯,行。我怎么觉得这么困呢,还是迷糊,我能睡会吗?我是输着液呢吗?"

小李:"您睡吧,液体接在您左胳膊的留置针上了,不影响您活动,我会给您看着液体,而且咱用着输液泵了,液体出现异常也会报警的,您就安心地睡觉吧。"

一、重症监护室中的护理重点

ICU(intensive care unit 的缩写)即重症加强护理病房。重症医学监护是随着医疗护理专业的发展、新型医疗设备的诞生和医院管理体制的改进而出现的一种集现代化医疗护理技术为一体的医疗组织管理形式。ICU 把危重患者集中起来,在人力、物力和技术上给予最佳保障,以期得到良好的救治效果。ICU 设有中心监护站,直接观察所有监护的病床。每个病床占面积较宽,床位间用玻璃或布帘相隔。ICU 的设备必须配有床边监护仪、中心监护仪、多功能呼吸治疗机、麻醉机、心电图机、除颤仪、起搏器、输液泵、微量注射器、气管插管及气管切开所需急救器材。

麻醉恢复期是从停用麻醉药到患者生命体征平稳或清醒的时期,恢复期并发症涉及到神经、呼吸、循环等系统。这些并发症的发生与手术、麻醉、输血、输液和手术环境等众多因素有关。因为麻醉和手术对患者均会造成生理功能影响。特别是麻醉及手术后第一个小时是最需密切照顾的时段,几乎所有危害患者生命安全的麻醉并发症都会在这段时间出现,基于安全考虑。患者手术后应在重症监护室接受专业培训医护人员的密切观察及评估,甚至治疗,确认生命体征稳定,以确保患者在麻醉后能顺利清醒。

(一)症状护理

1．寒战　寒战是全麻恢复期最常见的并发症,与机体中心热丢失后的再调节有关。寒战可发生在麻醉和术中任何时期,但全麻醉患者术中被麻醉因素所掩盖,随着麻醉的消失而表现出来,多出现在全麻恢复期。寒战的主要护理措施在于消除或减少可能继续导致机体热量丢失和体温下降的任何因素,注意保暖。术毕立即盖严身体,包括四肢、肩颈等易暴露部位,提高室内温度,如关闭冷气或开起暖气装置等,应用地塞米松或(和)小剂量曲马多、咪唑等药物有一定疗效。

2．低温　多发生于全麻后期,患者会出现不同程度的体温下降,严重者可能发生低温。全麻恢复期,体温随麻醉药物的消退和患者的清醒而逐步回升,但低温的发生率仍相当高,尤其是大型手术,发生率超过50%。手术时间的延长和术中大量输血、输液对机体温度及体温调节的影响十分明显,低温可诱发寒战、循环障碍、心律失常和延迟苏醒等相关并发症。凡是导致机体热量丢失的一切因素都可引起体温下降，主要有手术室环境温度过低，冷消毒液，出血，大量体腔液，如腹水、丢失、输入库血和冷液体，手术和麻醉等。麻醉对体温下降的双重影响，麻醉药物致血管扩张导致机体热量丢失加快，麻醉药物降低代谢率，机体产热减少。消除一切导致体温继续下降的因素是防止体温下降的基本原则，具体包括保温、输入加热的液体及血液、消除麻醉药物影响、促进患者尽快清醒等措施。

3．躁动和损伤　麻醉恢复期躁动反应也较常见，躁动使机体产生运动性消耗，或发生相关性损伤，如伤口裂开、坠地、按压性骨折、面罩致眼伤等。躁动的因素有：术后疼痛、气管和口咽吸痰等不良刺激、缺氧、体位不适、尿潴留等是躁动的常见原因。催醒剂可诱发或加重躁动反应。躁动与麻醉技术有关，吸入全麻的躁动反应更明显。护理防治措施是对因处理，强调早期拔管，减少频繁吸痰刺激，积极的术后镇痛，调整患者舒适的体位，吸氧尽快纠正低氧血症，检查并解决尿潴留等。护理的重点在于防止相关并发症，患者完全清醒之前要保持制动，如合理固定、按压保护、防止坠地等，谨防按压性骨折的发生。

4．低氧　表现为不同形式的气道梗阻，如舌后坠、分泌物或血液阻塞部分气道。护理的重点是保持气道通畅，充分吸氧。清醒度不良舌后坠者可放置口喉通气道，头轻度侧偏后仰位，吸引清理口咽部。清醒者鼓励咳出分泌物，嘱其大口呼吸，其他处理原则是对症和支持治疗，如面罩吸氧或辅助呼吸。

5．恶心　麻醉药物因素，应用吗啡、哌替啶、氯胺酮、氟类吸入麻醉剂等可增加其发生率；口咽部分泌物、血液、吸痰和经鼻胃肠减压管刺激；低血压和低氧血症致中枢缺氧诱发恶心呕吐。原则是减少诱发和刺激恶心呕吐的各种因素，防止误吸。具体措施有：强调合理吸引，避免反复吸引刺激，患者送离手术室前不能折除吸引器，清醒不良者置头低侧位，便于体位性引流，吸氧和纠正低血压，重者可用镇吐药。

6．**循环并发症** 恢复期循环并发症以高血压为多见，其次是低血压和心律失常。高血压的主要原因是术后疼痛、气管留置、膀胱充盈和尿管等刺激致交感神经兴奋、低氧血症和高碳酸血症早期、低温寒战等。低血压多是术中补液不足、失血利尿等丢失过多、麻醉药物血管扩张或心肌抑制，或手术性因素如气胸、活动性出血等。心律失常常见于电解质紊乱、低氧血症、高碳酸血症、酸碱失衡、疼痛和寒战等。护理措施是积极地消除导致循环并发症的各种因素和对症处理。

（二）心理护理

心理护理干预就是与患者进行有效的心理交流，耐心倾听患者的诉说，让其宣泄不良情绪，采用同情、支持、鼓励的方法，及时做好心理疏导，教会患者如何进行心理调适，帮助患者处于最佳身心状态。

恢复期患者对呼吸不畅、寒战、呕吐、疼痛不适等现象感到极度紧张恐惧。护理人员应该及时开展心理护理。包括向患者说明这些现象是术后的正常反应，经过一个短暂的时间这些症状就会消失；鼓励患者正常平稳地呼吸，积极配合护士的引导；不远离患者，陪伴本身就能够消除患者的恐惧心理，减轻或减少相关并发症的发生。

全麻醉恢复期并发症以寒战、低温、躁动、低氧、恶心呕吐和循环并发症等常见，可同时出现并相互关联，如低温、缺氧，可加重或诱发寒战、躁动、恶心呕吐及高血压、心律失常。护理原则是积极消除各种有害因素和对症处理。具体措施有：积极有效的保温措施，吸氧纠正低氧血症，避免或减少各种刺激如反复吸痰，早期拔气管导管等；调整合理舒适的体位，警惕和防止相关并发症如躁动致损伤，呕吐致误吸等；积极对因综合治疗如镇痛等；积极的心理护理消除紧张恐惧。总之，积极的护理措施对有效地减少和防止各种并发症的发生，提高患者恢复期的安全性具有重要意义。

二、全麻手术后的心理护理

全麻病患术后存在一些特殊的心理问题。首先，患者手术后，尤其是较大手术患者在麻醉醒来后会迫切想知道病情与手术的效果；其次，担心伤口疼痛、开裂和感染。因为手术切口的疼痛，活动饮食受限，害怕伤口出血或裂开等，术后一段时间他们觉得很痛苦；再者，切口疼痛缓解后又会担心预后情况。因此对全麻病患术后护理主要在于心理护理。

（一）及时通知患者手术的效果

全麻手术病患从麻醉中醒来时，护理人员就应立即以关心、亲切的语言进行安慰和鼓励，告诉患者本人麻醉很好，手术非常顺利，治疗已取得良好的效果。虽然短期内手术切口会疼，但是忍耐几天也就过去了。随着术后时间延长，慢慢症状会减轻或消失，有的病患也可能会产生新的忧虑，比如，担心伤口裂开，担心伤口何时愈合等。护士要做耐心的解答，予以指导，以各种方式传达积极信息，给予患者鼓励和支持，使其树立战胜疾病的信心，缓解过度的焦虑和痛苦。

（二）协助全麻手术患者缓解疼痛

全麻手术患者从麻醉中醒过来第一感觉就是切口疼痛，其疼痛的程度与手术部位、切口方式有关。假如病患本人情绪过度紧张，注意力过度集中在手术部位，就会感觉疼痛剧烈。环境因素如噪声、强光的影响亦会加剧疼痛。护理人员要体察和理解患者的心情差异，因人而异采取不同方式来缓解患者疼痛，比如术后6小时内给予止痛药物、暗示、轻音乐、讲故事、变换体位、肢体按摩、指导深呼吸等有效减轻其切口的疼痛。

（三）协助全麻手术患者树立战胜疾病的信心

通常全麻手术患者基本上均为二级以上手术，术后恢复过程相对较长。如手术效果较好，就能得到有效康复疗效，患者即便痛苦也欣慰。如病情预后差，则还将挣扎在病魔的痛苦之中，这类患者经不起外来的精神刺激，就不宜把实情告诉患者。术后给机体部分生理功能带来破坏或残缺，身体的缺陷必然引发心理的恐慌，所以对致身体缺陷概率较大的患者，护士要在手术前交待好，并给予支持、安慰与鼓励，让患者勇于接受现实，做好全面的心理准备来接纳现实。

（四）实施有针对性的心理护理

护理人员应先对患者的心理状态进行有效的评估，使用焦虑自评量表（SAS）、抑郁自评量表（SDS）了解其焦虑、抑郁的程度，并据此对患者进行有针对性的心理护理。

护理人员应针对患者对病房、手术室的陌生感为患者详细介绍病室的相关情况，减少患者对病室的陌生感及恐惧感，并为患者详细介绍医生及护理人员的相关资料，增加患者对医护人员的信任感。

在进行护理操作的过程中，护理人员应降低音量，避免发出噪声影响患者的休息。调节好病室内的温度及湿度，对病室进行生活化布置，为患者准备报刊，允许其使用耳机听音乐或摆放个人物品及家人的照片，最大限度地增加病房的舒适度，使患者能够放松心情。在为患者进行护理的过程中，护理人员应减少患者皮肤裸露的次数，在为患者进行更衣、换药、导尿、灌肠、协助排便等护理时，护理人员应注意遮挡，保护患者的隐私，减少其紧张感。

护理人员应加强与患者的沟通，不应只注意监护仪器而忽视患者的个人需求。在为患者进行各种护理操作前，护理人员应告知患者进行此项操作的目的，以获得患者的支持与配合。对于不能通过语言进行表达的患者，护理人员可为其提供纸和笔，以书写的方式与其进行交流。对于患者提出的问题，护理人员应耐心为其进行解答。护理人员应多与患者进行接触，为患者讲解所患疾病的相关知识，并为其介绍治疗成功的病例，多鼓励、安慰患者，以增加其治疗的信心。

在不影响临床治疗的前提下，护理人员应鼓励患者家属对患者进行探视，通过家庭成员的安慰与鼓励帮助患者消除焦虑、抑郁等不良情绪。

对全麻病患通过周到、精心的护理，向患者传达乐观信息，使其保持乐观心态，可以避免患者在手术前后不必要的心理负担。

此外，一定要做好术后的随访。让患者了解正确的疗效评价方法，使其根据自身的病情特点对手术前后的情况做好自身的评价，提高患者战胜病魔的决心与信心。这样患者才能尽早康复，在术后勇敢地走向新的人生道路。

三、与重症患者的治疗性沟通

治疗性沟通是指在医院内，护士与患者、患者家属以及其他工作人员之间，以患者健康为中心，围绕患者的需求进行的积极沟通。治疗性沟通不是护理工作的福利，也不是闲暇时间的指导，而是贯穿于整个的治疗和护理常规中。对重症患者的治疗性沟通要注意以下几个方面：

（一）密切观察，及时沟通

作为护理人员，要提高责任感和同理心，以敏锐的观察力，善于从患者的一言一行、微小的情绪变化中去觉察他们的内心感受和身体状态，及时进行沟通。如患者在全麻术后回到监护室时，神志尚未完全清醒，心里更多的是对手术情况的担忧和对环境的陌生感；患者在第一时间看不到家属也会出现恐慌和不安定感，及时有效地给予患者安慰指导是非常必要的；在进行各项护理操作时向患者解释告知可能造成的不适，以取得患者的理解和配合。

（二）设身处地，解除忧虑

手术是乳腺癌主要治疗手段之一，其中对大部分是根治性手术，会对患者胸部外形造成破坏，这使乳腺癌术后患者所承受的风险除癌症本身外，还可能有因躯体缺失、女性特征丧失带来的巨大心理压力，极易产生社会、家庭角色紊乱而导致婚姻家庭功能障碍，并有可能使患者家庭功能陷入恶性循环状态，严重影响患者的身心健康、社会适应性以及术后的放疗、化疗及其整个康复过程。对这些重症患者而言，减轻乳腺癌根治术后患者心理压力，帮助其调适家庭角色应该成为护患沟通的重要内容。对于婚姻家庭问题给患者带来的困扰，护理人员也可以通过与家属的沟通帮助患者解除忧虑。

（三）尊重人格，保障权益

尊重是护患交流的前提。在重症室的患者更要实行尊重原则，即使患者麻醉未清醒也要保证患者的各项权利，忌只注重操作，而忽略与患者的交流和患者的感受。尊重患者的人格和权利主要体现在：当进行暴露性操作时注意患者隐私的保护（即使全麻未清醒，也要保障患者的权益）和保暖，当进行换药、导尿、会阴擦洗、排便时注意患者的遮挡，做好告知和解释性工作，平等对待每一位患者。

（四）分析需求，妥善处理

及时获知患者的生理和心理需求，尽量给予满足。对患者的各种困难有预见性，制定相应的解决措施。如术后麻醉清醒后无论是生理还是心理都会遇到各种不适和困难，如患肢活动受限、伤口疼痛、情绪改变等，为此我们要善于观察患者出现的困难和不适，有针对性地开展相应的指导和护理。

术后伤口疼痛，不要立即通知医生应用止疼药。如"张阿姨，麻醉效果消失后伤口会出现疼痛，让我教会您利用缓慢深呼吸来减轻疼痛。您感觉难以忍受时，请告诉我们，可以给您适当用一些止疼药。"

术后第 2 天可进食后指导患者。"张阿姨，术后 3 天内患侧上肢要平放，不能有任何活动，尤其避免上臂外展，尽量使皮瓣与胸大肌不留残腔，减少皮下积液，利于您患侧皮瓣愈合。"

术后第 4 天指导患肢功能锻炼。"张阿姨，功能锻炼对患侧上肢的功能恢复起着重要作用。术后 1～2 天我们仅会指导您进行患侧握拳锻炼，3～5 天我们可以做屈肘动作了，术后一周左右我们才做肩关节的活动，以后会逐步增加运动量，每天都要练习，我们慢慢还会指导您进行手爬墙运动，直至您的患侧手臂能够高举过头，能够梳理头发，能够端碗吃饭为止。"

当患者躯体症状改善时，心理问题往往就会凸显，这时患者就会过多关注自己术后的生活，一般我们这样安慰患者"张阿姨，您情绪似乎有些低落啊，您别这样，我知道您的想法，您应该树立正确的人生观，和自己的丈夫坦然面对。这次手术虽然您失去了一侧的乳房，却保住了自己的生命，您调整好心态还是能够和爱人长相厮守的。我们也和您丈夫谈过了，他对您很好，只要您能康复他说什么都可以接受，您就放心地生活吧，希望您尽快适应新生活，达到身心全面康复。"通常在这个时期我们会通过一些放松训练如正念减压训练、音乐疗法、认知行为疗法等方法减轻患者的压力、有效缓解患者紧张焦虑的状态，促进患者的身心健康。

四、重症患者心理护理的误区

临床常见的心理护理误区有以下几种情况：
- 重躯体护理，轻心理护理（重操作，轻交流）；
- 认为心理护理是独立于常规护理以外的一项措施；
- 认为心理护理需要专门的心理咨询师和专家进行专门的培训和交流；
- 认为心理护理应该高谈阔论，需要在特定的时间和场合进行特定的指导；
- 单方面的指导，不注重患者的反馈和效果评价；
- 心理护理千篇一律，缺乏特异性；
- 主观臆断患者的心理感受，缺乏实证等。

（陈育红　高立津）

第十二章　与患者家属的沟通

患者的顺利康复，离不开护士的精心护理，更离不开家属的关心照顾，如何正确指导患者家属有效地提供支持，协助家属做好护理工作，对患者的康复有着重要意义。而耐心细致、个体化的精心指导，是和家属顺利沟通的可靠方式。

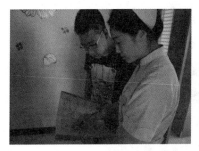
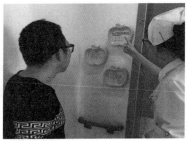
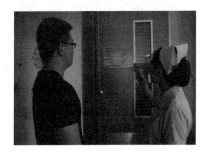

护理故事

今天是患者术后第一天,一大清早,护士小王和小李已经陆续协助患者坐起,穿戴整齐,洗漱完毕,给患者倒上一杯温开水,这时家属们也已经拿着早饭陆续赶到重症室。5床王阿姨的儿子一进门看到母亲坐了起来,十分高兴。"妈,您都能坐起来了啊。您看起来精气神儿不错啊,睡的怎么样?看着跟没病的人一个样。"

王阿姨:"都是人家护士照顾得好啊,昨晚这两个小护士忙了一晚上没合眼,一会给这个换液一会又给那个擦嘴的,这又忙了一早晨,帮我们穿衣服,打水洗脸,真是和自己的孩子一样啊,比你做得都好,你可得跟人家护士姐姐学学。"听了王阿姨的话,家属十分感谢,连忙说:"护士姐姐受累了啊"。

小王:"您别客气,这都是我们应该做的,刚做完手术是最难过的时候,家属都不在身边,我们肯定会像亲人一样照顾患者的。另外,王阿姨有糖尿病,术后要注意控制血糖,血糖控制不稳定会影响伤口的愈合的。"

"这样啊,您看这些天给我妈吃点什么好呢?"

小王:"我建议您啊,早饭可以给阿姨吃点儿西红柿挂面汤,或者无糖牛奶,荞麦面面包之类的,中午可以适当吃一些肉制品,荤素合理搭配,另外搭配一些绿叶蔬菜,主食可以吃一些粗粮面。我们这里有专门针对糖尿病患者术后饮食指导的菜单,我一会儿给您拿一份可以参考一下。"

……

探视时间临近尾声,护士小于提醒各位家属离开,但家属们都你看我我看你,谁也不肯先走,都想多待一会儿,有的给患者摇床,有的给患者按摩。这时小王对大家说:"各位家属,麻烦大家配合一下,咱的探视时间已经到了,请大家收拾好自己的物品准备离开重症室。一会儿我们会给每位患者调整到最舒适的体位,进行卫生清洁,还得开窗通风换换空气,准备好重症室的环境,然后给患者做一些术后康复的辅助治疗,探视耽误的时间太多会影响治疗的顺利进行,稍后还会有医生查房和换药,为了防止伤口感染,请大家配合工作,我们会照顾好患者的,大家请放心。"

这时家属们陆陆续续开始离开了。1床是个20多岁的小姑娘,她的父母迟迟不肯离开,护士小于走过去边把小姑娘慢慢扶好躺下,边问家属:"您还有什么事么?"

小姑娘的母亲含着眼泪说:"我闺女早晨就吃了两口粥,我担心她一会儿饿了,她还总说伤口疼,我想在这等大夫过来查房问问大夫怎么办,我不放心啊,能让我在这儿陪着她么?我肯定不打扰你们工作。"

小于说:"阿姨,您呐,别太紧张了,您一紧张,她就比您还紧张呢,刚做完手术胃肠功能还没有完全恢复,没有什么食欲是很正常的,慢慢会缓解的。您把饭先留下,我会跟白班老师交接的,一会儿等她饿了,再让人帮她热热饭喂她吃点儿,您就放心吧。刚做完手术伤口会有点疼,我先帮她把三角巾放松一下,一会儿还不缓解,我们会联系医生处理的,您看好吗?"

"我就想陪着她,护士,从小她就没离开过我。"

"阿姨,您在这儿孩子也得担心您的身体,她也比我小不了几岁,可能她比您想像的要坚强呢,您回去好好休息,才能有体力好好照顾她,目前在监护室里会24小时有护士值班,也有护理员阿姨,我们都会帮助她的。等她转出重症室您再好好陪她,现在您先休息休息,保存好体力,别还没等到她转出重症室您就先累垮了。而且一会儿医生过来给伤口换药,人多了会影响治疗的,真的需要您配合我们。"

听了护士小于的话,小姑娘的母亲也慢慢放心了,"好吧,那我们就先回去了,受累了,护士,您多费心了,我就把孩子托付给你们了。"

一、患者家属的心理特点

手术患者在承受身体痛苦和精神创伤的同时,其家属也承受着难以解脱的压力。有关研究表明,重症患者家属的抑郁程度明显高于正常人群。医护人员应该将患者与其家属视为一个整体看待,在对患者进行救治的同时,密切关注家属的心理状况,采取积极有效的针对性措施改善患者家属的心理健康水平,以更好地支持患者治疗。下面是患者住院期间家属常见的心理表现。

(一)焦虑和紧张

患者家属在入院时对疾病缺乏认识,对陌生环境感到焦虑、紧张,反复询问病情希望得到肯定的答案,或不断打听医护人员的情况,希望得到经验最丰富的医护人员的医治。在住院期间由于病情变化而引起的焦虑与紧张,要求医护人员不断观察,反复陈述病情,担心遗漏病情变化。还有由于长期住院经济负担较重而引起的焦虑,不安心治疗,要求减少检查或提前出院等。

（二）恐惧与缺乏安全感

家属对疾病预后产生恐惧感，对其他相同疾病患者预后敏感，尤其是急危重症患者家属更是悲观，害怕谈及生死问题甚至字眼；由于心疼患者而对各种注射和侵袭性检查治疗产生的恐惧，家属常表现为患者在接受检查和治疗时不敢去看，或者躲开的行为。

（三）怀疑和不信任

为了了解所患疾病，查阅网上资料或书籍，并与医生的诊断进行对比。当自己查阅的资料与医师的诊断不一致时，容易对医生的治疗方案表示怀疑，并拒绝配合医护人员的各种护理治疗。医护人员年龄、性别、言语、着装等外在条件和表现也是引起不信任的因素，家属可能怀疑医护人员的技术水平，要求更换主管医护人员。因医疗设施和环境的局限性引起对治疗能力和条件的怀疑，便挑剔住院环境和设施，要求转院等。

（四）同病相怜感

相同疾病的患者家属之间亲密度极高，非常容易沟通，有同病相怜感，尤其是重症患者在新入院时，患者家属对老患者的信任程度超过医生。

（五）依赖感

患者家属对患者日常生活上的照顾也依赖护理人员，对自己缺乏信心，生怕自己的行为会伤害患者。

（六）骄纵患者

对患者不正确的行为容忍和支持是许多家属的共同表现。他们对患者的不合理要求尽量满足，甚至对许多过激行为，如辱骂医护人员也不劝阻，特别是一些重症患者的家属过于娇惯、放纵患者的无礼或破坏行为，并对医护人员的制止表示不满。

二、与患者家属沟通的必要性

家属作为患者主要的支持者，对患者心理及身体的康复起着重要的作用。护士与患者家属进行有效的沟通可促进护患关系的和谐。

（一）有助于完善患者支持系统

患者患病后身体和心理都处于非正常状态，护士与患者家属积极进行有效的沟通，既能使家属感受到尊重，又能使家属更好地照顾患者。患者家属对患者体贴、安慰和帮助可使患者在最佳的生理和心理状态下接受治疗，增强其战胜疾病的信心，使患者早日康复。

（二）有助于创造和谐护理气氛

护士与患者及家属接触最多，良好的护患关系体现在护士—患者、护士—家属、家属—患者三者关系中。家庭中的成员患病住院对患者及其家属都是一种负性生活事件，会导致其产生焦虑、愤怒、恐惧和抑郁的心理应激反应。因此，护士在做好护患沟通的同时，针对家属的心理也要进行有效的分析，给予他们同情、理解、关心及支持，使他们感受到心理依靠和寄托，继而保持一种良好的心理状态。患者和家属的良好心情，是创造和谐护理气氛的基础，是良好护患关系的保障。

（三）有助于避免医患纠纷

据报道，在众多医患纠纷中真正构成医疗事故的仅占3%左右，绝大多数医患纠纷源于医患沟通缺失。护士通过理性的护理和感性的沟通可以减少和避免不必要的护患纠纷。

三、与患者家属的沟通技巧

(一)换位思考，体谅家属的心情和困难

亲人患病，家属自然心急如焚。我们要经常换位思考，体会他们的心情和痛苦，在不违背原则的情况下，尽可能提供帮助，增加患者和家属对护理工作的理解和信任，减少家属的担忧。探视时患者家属进入病房，护士应主动与其打招呼，耐心解答家属提出的护理方面的问题。

(二)循序渐进、循循善诱

例如案例中重症室家属关于饮食方面知识缺乏，为糖尿病患者准备的饮食不够合理，护士要去主动与家属进行攀谈，循序渐进地采用拉家常的方式对患者家属进行指导。切忌以命令的口吻和家属沟通。语气要柔和自然，面带微笑，便能很好地和家属拉近距离。态度生硬，发号施令，必然会遭到家属的反感和不信任。取得家属的信任是护患关系和谐的基础。

(三)使用肢体语言

洞察肢体语言，可以让我们更好地理解他人的情绪、态度与观点。反过来，为了更好地传情达意，获得更多的理解和支持，我们也应该善于运用适当的肢体语言。与家属沟通的时候可以酌情使用一些肢体语言，例如轻拍肩膀安抚其情绪，帮助家属扶助患者起卧等等。适当的肢体语言能帮助伤心的患者家属缓解痛苦的心情、紧张的情绪，更能有效地拉近与患者之间的距离，提升信任。

（四）做好基础护理

患者的感受影响家属的态度。因此，做好患者的基础护理，帮助患者以良好的精神面貌面对接下来的康复生活是家属的期盼。故事中王阿姨的家属在看到患者术后第一天坐起，护士协助洗漱完毕，精神面貌俱佳的时候，家属的心情和手术完毕后返回病房的时候形成极大的反差。家属对患者的病情恢复由此充满了信心，看到自己的亲人被照顾得很好，便没有了后顾之忧，这时与家属之间的沟通便会变得容易很多。患者的护理工作离不开护士，也离不开患者家属的良好配合，有效地指导和协助家属做好患者的支持工作，对患者的康复过程将会产生积极影响。

（五）细化指导

与家属沟通时，各项指导不应泛泛而谈，而应具体细化。举出具体的例子和可选择的项目，这样患者家属才能细化落实。例如对糖尿病患者的饮食指导，应详细列出建议食用的饮食种类，甚至建议食谱。这样家属才能有效率地落实，不要因为模糊不清而造成误解或落实困难。

（六）帮助协调家庭矛盾

当家属遭到患者误解的时候，要尽量向患者解释情况，缓和患者和家属之间的矛盾冲突。这样不仅保证了患者完善的家庭支持系统，也取得了患者和家属的双重信任和理解。关注患者的心理，同时也应更加关注患者家属的心理情况，能更好地增进了解，增进护患的感情。

四、与患者家属沟通的策略

(一) 患者入院时就应重视家属

患者是家庭的一分子,当一个人生病住院时,患者的家属都倍加关注,从而表现出不同程度的焦虑、无助、恐惧和情感沮丧。患者初入院时,心理需求很简单,即解除躯体痛苦,保障身心康复。但家属除这个心理需求外,还要考虑因此事件对自己工作的影响、陪护、费用等问题,从而迫切地想知道一些关于疾病和住院的信息。与患者家属建立良好的第一印象是成功交流的基础。同时要分析家属的心理特征,进行针对性沟通。护士的言行要自然流露出对他们的同情与关切,并提供便利和帮助,使他们消除入院时的焦虑、无助和烦躁心理,得到安慰、依靠和希望。对于患者家属在不良情绪下的不合适言行,护士要坚持耐心解释,细心安慰。

(二) 遵循预先告知的原则

患者入院后,护士应及时告知患者和家属住院治疗护理流程,当天的治疗护理安排,住院过程中需做哪些化验和检查,既往类似病例的治疗、费用和住院周期等。当患者和家属得到这些信息后,他们的焦虑、恐惧和烦躁情绪会得到缓解,心里会感到患者住院是在计划中度过而不是在无奈的等待中熬过。

在提供一日费用清单时,首先向患者和家属说明清单的功能及系统可能存在的错误费用信息。由于患者家属了解了清单功能及电脑系统可能存在的错误信息,就能耐心与医务人员进行交流,弄清自己的疑问。这样就可以避免护患矛盾以及其他家属查账时的同样疑问，打消整个病区患者和家属群体性地对医护人员的不信任。

（三）理解家属的心情、合理照顾家属的要求

患者一旦确诊为癌症，患者及家属的心理都要承受沉重的打击，他们的所有希望都寄托在医护人员的身上。作为医护人员应该学会换位思考，理解家属的心情，体谅家属的痛楚。

很多时候家属会针对患者的需求和习惯提出某些个体化的护理要求，比如，更换被褥、枕头、病号服等，护士在不违背原则的情况下，合理满足患者家属的要求。如果不能满足家属的要求，就要把道理讲清楚。做到以理服人，增加患者家属对护理工作的理解和信任。如对患者家属的抱怨和愤怒，护士宜保持宽容、谅解与忍耐的态度，耐心听取他们的意见，语调温和亲切，保持关切和帮助的姿态。此时唯有良好的沟通才能化解冲突和矛盾。

（四）护理患者的同时不忘对家属的照顾

家庭成员患重病对整个家庭而言无疑是一次严重的危机事件，患者乃至其整个家庭将完全陷入混乱状态，严重地影响患者及其家属对疾病的应对能力。患者因病住院，家属同时也会产生一系列的心理变化。作为护士，在对患者进行全身心整体护理的同时，还必须了解家属的需求，以强化和完善患者的支持系统，最终促进患者的康复。同时应诚恳解答家属提出的问题，以缓解家属的焦虑，避免不必要的冲突。护士进入病房为患者做各种治疗及护理时，应顾及患者家属的感受，通过告知、讲解增进家属对疾病和治疗进程的了解。

（五）鼓励患者家属共同参与健康教育

患者亲属最重要的关切是与患者的健康和利益息息相关的问

题，如保证患者的安全，对患者所进行的治疗、护理的疗效与结果，患者的预后等。所以家属在陪伴患者的时候，他们也想知道怎样做才能把患者照顾得更好。而绝大多数家属都缺乏有关疾病的照护知识，因此护士应尽可能地向家属介绍患者病情，把家属最关心的内容告诉他们，并创造条件和机会满足他们的信息要求。

护理工作非常繁忙，护士不可能经常陪在患者身边。因此患者有很多的康复行为是在护士的指导、演示和帮助下，在患者的配合与家属的协助下进行的。护士对患者和家属同时进行健康宣教，能够更有效地帮助患者康复。护士要尽可能告知家属疾病康复知识，一方面可以完善家属支持系统的功能，另一方面可以避免因护士未尽健康知识告知义务而引起的并发症，导致患者康复过程受阻及患者投诉等负面情况的发生。所以通过与患者家属的积极互动，将家属带入到治疗共同体中来是护士与家属沟通的重要原则。

（六）微笑沟通与护理业务水平并行

微笑是最美的语言。用合适的语言、语调及表情与患者家属沟通，会使患者家属敞开心扉把他们对患者住院的顾虑释放出来，当得到护士合适的解释和宽慰之后，他们会感到特别的愉悦。这样既可以促进家属愉快地陪护患者，又可使医务人员被投诉的概率降低。对于家属有关医疗护理费用，患者的病情变化、病情转归等的咨询，护士不要因为忙于手头上的护理操作或书写而显出不耐烦的表情。相反，护士应真诚地解答，自己暂时说不清楚的，应请医师为其解答。同时，护士要有娴熟的专业技术和全面的专业知识。在临床护理工作中常遇到这样的情况，尽管医护人员态度和蔼，但对患者的疑问，解释得含糊其辞，工作上经验不足，操作技术不熟练,与他人配合较差,违反操作规程等均易引起家属的不信任,甚至反感,以致不能谅解工作中的小差错,引起纠纷。护士只有把有情、有声的语言沟通和无声的护理业务水平有机地结合在一起,才能让患者及其家属产生安全感。

总之,护士应当努力培养自己的各方面能力,使用恰当的语言,人性化服务,不用伤害性的语言,理解、尊重患者家属,让患者家属真实感受到护士的关心、爱心、同情心和责任心,从而达到与患者家属共同护理患者的目的,使护理工作做得更有成效。

(刘惠军　陈育红)

第十三章　术后康复指导

术后康复阶段患者和家属的情绪相对平稳，但缺乏相应的康复指导。这时，积极有效的康复训练，专业细致的专业指导，以及热情耐心的鼓励，都是增强患者康复信心，重拾生活勇气的动力。疾病康复知识有如久旱逢甘霖一般被患者期待着。

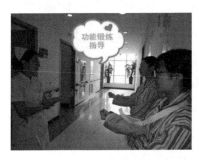

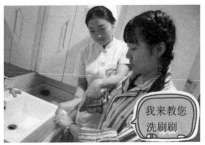

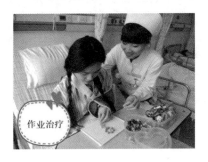

护理故事

今天是手术后第一天,家属探视完后,重症室护士按顺序一一扶患者躺好,开始了辅助治疗。

小李向4床张阿姨解释说:"张阿姨,咱要开始做治疗了,咱先做的是雾化吸入。因为您术中气管插管会刺激咽喉,再加之长时间的禁食水和术后卧床导致咳嗽咳痰这些不适症状,咱这雾化器里加的药物是沐舒坦,作用是稀释痰液,促使黏稠的痰液排出,可以缓解您的不适症状。"

"护士,我不想做,我喘气挺顺当的,不用吸氧。"张阿姨把护士小李手中的面罩当成了吸氧面罩。

"阿姨,这不是给您吸氧,您不用紧张,雾化吸入是利用氧气气流使药液形成雾状,经呼吸道吸入肺部,帮您达到化痰的目的,您把雾吸进去就行。您是有什么顾虑或者担心吗?"小李询问道。

"可是我没有痰啊!"张阿姨脸上带着疑问回答。

"是这样,因为全麻手术气管插管刺激会造成黏膜水肿,术后呼吸道分泌物增多,预防性地使用雾化吸入能够有效地预防和控制呼吸道感染,使您呼吸更顺畅,张阿姨,这也是防患于未然啊。"护士小李耐心地解释说。

这时有其他患者附和道:"对,我今天就嗓子很疼,还觉得有痰咳不出来,我还奇怪是怎么回事呢,原来是这么回事。那你就给我做吧。"张阿姨听完护士的解释,很配合地做完了雾化。

"姑娘,我觉得胳膊、肩膀都酸胀得很难受。"张阿姨对护士小李说。

小李回答道："阿姨，您胳膊酸胀是由于术中胳膊保持外展姿势的时间过长，血流不畅，再加上术中有可能造成神经末梢的损伤以及腋窝淋巴结的清扫，这些都会造成您患肢肩肘部酸胀麻的不适感。不过您不用担心，我一会儿给您做微波理疗，就能起到缓解作用。"

几个患者纷纷问道："微波理疗有作用吗？怎么做上一点感觉都没有？""一般是没有感觉的，少数患者有可能会感觉到热。微波是一种电磁波，可以促进血液循环，增强机体代谢和免疫力，理疗时间是5分钟，如果您有什么不舒服的感觉及时告诉我。"护士小李说着把探头放在张阿姨的肩膀。一切有秩序地进行着。

李阿姨问："护士，我想问您我们几天才能下地？"

"阿姨，您别着急下地，昨天刚做完手术，我评估您现在的身体状况还不适合下地，这样，我给您讲讲咱在床上怎么活动好不好？"护士小李刚说完几位患者纷纷表示很想听听。

"乳腺根治术后皮瓣贴合的最佳时间为72小时，所以，要求咱患者要卧床休息，活动时要注意不要牵扯到伤口。做完手术，大家的身体会有一个应激反应，血液就会处于高凝状态，这时再加上术后卧床时间长，肌肉不能通过收缩挤压血管促进血液循环，血小板发生聚集，就有可能发生下肢静脉血栓，所以，为了避免这种情况发生，除了给大家做的体外反搏治疗以外，还建议大家在床上多活动下肢，多做足部背曲的活动。"小李解释道。

"另外呢，刚才有阿姨说术后胳膊不敢动，这也是不提倡的，乳腺根治术的患者腋下淋巴结清扫后容易出现瘢痕挛缩导致的功能受限和患肢水肿，这时就得通过肢体功能锻炼慢慢恢复，这是一个长期坚持的过程，越早开始就越容易恢复。现在我带大家做前三节,包括握拳、转腕、屈肘还有几节下肢的运动,动作很简单,我给大家示范,咱们一起做!"

于是大家跟着小李一起做起来,只有6床患者刘阿姨躺着不动,护士小李走过去俯下身问:"刘阿姨,您有什么不舒服吗?"

"没有不舒服,就是不想练,你们这个操有啥用",刘阿姨满不在乎地说。

"阿姨,都说三分治疗,七分康复,您手术是做完了,就是说您有了30%胜利的希望,但是手术后您的患肢功能恢复还得靠锻炼,功能锻炼是康复护理的重要组成部分,咱要把这70%做圆满了,才能尽快康复啊。阿姨,您先和我一起做一次,看看活动是不是要比您躺着不动舒服得多?"护士小李鼓励道。

刘阿姨在护士的劝说下加入到肢体功能锻炼中……

最后,护士小李总结说:"各位阿姨做得都很好,但由于咱每个人的体质不一样,做完后的感受和效果会有差别。慢慢来,每天都进步一点,就可以了。同时要提醒大家注意也不要活动得太多,活动过度容易引起患肢水肿。"

一、康复指导的必要性

随着社会的进步,人们的健康保健意识增强,希望通过不同渠道获得有益于自身健康的信息,特别是住院患者对康复指导有着普遍的需求。他们渴望了解与自身疾病治疗、康复有关的信息,以提高自我保健能力、养成健康习惯、消除危险因素、防止发生疾病、早日恢复健康。他们也希望在住院期间通过医护人员的帮助改变自己不良的生活方式与行为,提高健康水平和生命质量。

二、康复指导中存在的问题

(一)缺乏"以人为本"的指导

护理学在相当长的时期内精于自然科学忽视人文科学,没有确立以人为本的理念。近年来,随着高等护理教育的发展,护士整体素质得到提高。然而,以疾病为中心、技术至上的观念仍对护理人员产生较大影响。被动机械地执行医嘱,淡化并忽视了对患者的生活照顾、心理护理和康复指导。加之护理人力资源的相对缺乏使一些临床护理人员强调没有足够的时间去顾及患者的康复问题。

在"以人为本"的护理理念下,在进行康复指导时,应以患者的健康促进为出发点,调动患者的积极性。

(二)缺乏个性化指导

护士在对患者进行康复指导时,应该针对患者生理、心理、文化、精神、社会适应能力等方面进行指导。但目前很多医院的康复指导仍处在常规教育状态,缺乏系统的、有一定深度的并符合患者个性化需要的内容。

(三)重形式,忽视指导效果

有些护士进行康复指导,仅仅是走形式,给予简单告知。如用药指导教育不告之药名,只是笼统说明作用;冠心病患者饮食管理教育只简单说明应低盐低脂饮食,而很少告之饮食限制的目的及饮食调整如何影响治疗效果等。还有一些护士进行健康教育时只是单纯完成任务并未考虑患者感受,如只是简单要求患者进行术后康复锻炼,而未针对每一位患者情况评估锻炼进展情况,忽视了患者感受，因此锻炼效果不佳。

三、康复指导中的"人文关怀"

（一）树立"人文关怀"的健康教育观念

康复指导是一个健康教育过程，是一项集观念、行动和方法于一体的护理指导过程。需要调动患者的积极性，指导他们主动参与到康复过程中来。因此，护理人员要站在人文关怀的角度，讲清康复锻炼对其身心健康的重要性，体察患者的感受，回应患者的问题，鼓励带动患者尝试。根据患者的不同需求采用个性化指导，使患者得到合理的健康服务，形成稳定、持久的健康行为。

（二）康复指导中"人文关怀"的具体措施

1．姿态亲切，语言随和　术后患者身体活动不便，伤口会有疼痛，他们的心理相对脆弱，需要更多的关怀。因此护士在对术后患者进行康复指导时，要通过言语表达关切，给患者以亲切随和、温暖细致的感觉，缓解患者的精神压力。患者询问时要俯身向前，仔细倾听、耐心解答，患者行动不便时要伸手相助。

2．营造温馨愉快的人际氛围　舒适温馨的人际氛围可以使人身心愉悦，有助于患者的康复。因此，我们在开展人文护理的时候要充分创造一个人性化、以患者需求为中心的舒适温馨的氛围。

3．给患者以解释和鼓励　面对不愿参加活动的患者，不要置之不理。而是要向患者详细介绍术后康复训练的意义，鼓励患者，甚至邀请患者尝试性参与，并及时给予表扬以期待好的转变。事实证明，这种方法有效地改变了一部分患者对术后康复质疑或者犹豫的心态，使之能顺利地参与到其中来。

上文的场景中，护士为患者做辅助治疗，患者由于误把雾化吸入面罩当做氧气面罩而拒绝治疗，护士小李首先安抚患者情绪，告诉患者不要紧张，这只是一个常规的雾化吸入治疗，第一时间缓解了患者的紧张情绪。然后护士小李详细给患者解释雾化吸入的方法和目的。当遇到患者有顾虑和质疑时，并没有搪塞回答医生开的医嘱，而是以专业的角度，用尽量通俗易懂的语言向患者解释治疗的目的和作用。然后询问患者有什么顾虑，为什么不想做治疗，与患者交换自己的看法，而不是勉强或者命令患者。

4．理解和尊重患者　患者和医护人员之间是平等的，不要因为作为医务人员，懂得丰富的治疗和护理知识就理直气壮地命令患者必须接受任何形式的治疗和护理。我们要懂得尊重和理解患者，每个人都有自己参与选择的权利，在患者因为知识缺乏而放弃任何一项治疗的时候，作为护士，有义务耐心详细地将康复治疗的目的和意义讲解给患者，鼓励患者配合对自己术后恢复有意义的治疗和护理。

对有畏难情绪和不接纳康复建议的患者，护理人员不应该露出任何嘲笑的表情。应该在彼此尊重的基础上，通过解释沟通，使双方对相关护理治疗达成一致。作为护士，应该做到坦诚，热情和正确地理解患者，帮助患者建立信任感和安全感，这样术后的康复指导也会变得容易得多。

5．带动患者的康复积极性　由于患者术后的康复指导较多，涉及患者的饮食、卧位、引流管、患肢功能位、功能锻炼等各方面，一味地采用"填鸭式"指导方法也是不可取的。术后患者可能会由于疼痛、乏力、焦虑等因素引起术后的不舒适。在这种情况下，如何较好地带动患者康复的积极性，鼓励患者早期康复锻炼是十分重要的。上文中护士小李首先从缓解大家术后的不舒适入手开展辅助治疗工作，带动大家的积极性，这样的方式综合考虑到患者术后的身体、心理的接受能力，也是人性化护理的具体体现。

对患者的康复指导应该不拘泥于任何形式，上文中护士小李采用了口头叙述加亲身示范的方法，患者能够从听觉和视觉上接收到护士要传达的信息。另外，我们也可以采用图片、影音、或者宣传小册子等形式对患者进行康复指导。由于患者在受教育程度、年龄、理解能力方面存在差异，护士语言要通俗易懂、语气温和，对患者提出的问题应耐心、热情地予以解答。

对患者的人文护理就是用更加人性化的护理手段为患者提供细致周到的护理服务。人文护理实质上是一种实践人性化、人道化护理服务的行为和规范。通过营造人文氛围，改善服务态度，与患者加强沟通，有针对性地给予个性化的心理干预、多元化的健康教育，指导患者自我关怀，强调社会支持等人文护理措施，可以有效地增强患者战胜疾病的信心和勇气，增强患者早日恢复健康的信心，提高患者的生存质量。

（强万敏　甄晓伟）

第十四章 术后心理疏导

乳腺癌术后患者很容易产生自卑心理,焦虑情绪加重,失去对生活的勇气和信心,从此一蹶不振。这时,护士要对患者加强心理护理,注重心理疏导,多倾听患者的心声,积极采用各种方式对患者进行放松训练和指导,帮助患者重燃生活的希望之火。

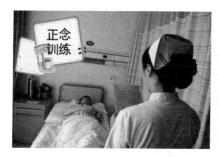

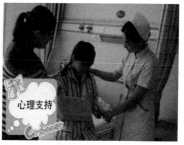

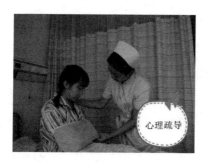

护理故事

护士小王和平时巡视病房一样，穿梭在一间一间的病房之中。正值午后休息时间，很多患者已经午睡了，病区环境很安静。当走进第二病室时，小王发现15床李阿姨并没有休息，闷闷不乐，便上前去询问："李阿姨，看您脸色不太好，有什么不舒服么？"

李阿姨的女儿回答道："我妈这几天总是闷闷不乐的，吃也吃不下，睡也睡不好，我这怎么劝也不行啊，护士姐姐，您帮我劝劝她吧。"

李阿姨："我这做完手术，这个胳膊什么也干不了，我就成了半个废人了。治病之前，家里所有的活都是我干，孩子他爸太忙了，孩子她还小，以后怎么办啊？"

小王听完微微笑着说道："阿姨，不是像您想象的那样，您需要人照顾只是暂时的，通过锻炼您还会恢复到以前的生活的，只当这次生病是您生命中的一个小插曲。不要总去想着生病这件事，您要用以后的生命好好生活，做些自己喜欢的事情，多结交些朋友，重新建立信心，相信您可以的。"

这时其他患者也纷纷应和着，表示赞同："对，咱们就应该有信心，就算不为自己，为了家人也要好好锻炼和恢复，好了以后要好好生活，不要变成家人的负担，我们更要开心快乐地生活。"

"对啊，通过锻炼以后，您还是可以恢复到以前的生活，李阿姨，我昨天听您闺女说，您爱跳广场舞，等您康复了继续跳广场舞都没问题，咱出院以后回去继续跳。16床姐姐是在银行工作吧？您也没问题，以后还可以照样工作，所以现阶段，大家要好好地锻炼，以后慢慢都会好起来的，大家都放宽心吧。"护士小王说道。

李阿姨听后也慢慢激动起来："我知道你们说的都对，我啊就是心思窄，总爱琢磨事儿，什么都得惦记着，不然还不会生病，以后看来得想开些了，听你们的，好好生活。"

护士小王："这就对了，一会儿大家都一起出来锻炼一下，我们一起做做操。李姨，您甭想那么多了，您看您引流管都已经拔除了，已经恢复得很快了。今天可以学习后三节康复操了，一会您跟着我做。咱好好练，回去跳广场舞去。"

楼道里，术后患者都纷纷走出来，在护士的带领下做操。做完操，又三三两两闲聊起来，边聊边倾诉彼此的担忧、顾虑和关切，彼此又互相劝解、宽慰，成了关系亲密的病友。

下午，大家又坐到会议室里在护士小李的引导下做正念减压训练。小李首先对正念减压作了解释："正念减压训练是一种关于压力管理的心理治疗方法，它是通过将注意力放在当下的知觉和体验上来减压的方法。现在大家轻轻闭上眼睛，听着音乐，和我一起来一场心灵上的旅行好吗？"

幽静的音乐，律动的旋律，护士小王轻轻地吟颂和引导，仿佛让大家一会儿来到草地，一会儿来到竹林，全身心都得到了放松，最后倒数几秒，大家纷纷睁开眼睛，对视微微一笑，护士小王问道："大家有什么感觉？我们可以交流一下哦。"

李阿姨说道："很放松，跟着呼吸的节奏，感觉全身都很放松。"

"是啊，我感觉像进入了一个美好的梦境一般，都快睡着了。"张阿姨微笑着说道。

护士小王解释道："正念训练的目的呢，就是使患者活在当下，释放自我，重塑心灵，经过这一次的训练，希望使大家精神上感到放松、愉悦,然后建立自信,用美好的心情面对每一天,好不好?"

"好,护士,下次我们还来做。"大家异口同声地说。

一、患者术后常见心理问题

乳腺癌目前最有效的方法是乳腺癌改良根治术,但术后女性性征的改变给患者心理上造成很大压力,许多患者常出现焦虑、抑郁、恐惧等负性情绪,严重影响患者的生活质量。

(一)焦虑

因手术损坏了女性特有的胸部外形,使患者感到自我形象紊乱,失去了女性的美丽,恐遭丈夫嫌弃,别人笑话。年龄越小的患者表现越明显,特别是有些患者化疗后严重脱发,更是羞于见人,加重了焦虑情绪。有的患者因手术后经济拮据,面对继续治疗所需的费用而焦虑不安。

(二)悲观

有的患者误认为做完手术就没事了,面对即将进行的放疗和化疗及不良反应,由于要忍受难以言表的痛苦和不适,会产生强烈的失望感,认为自己的疾病在不断加重,无法治愈,对治疗失去信心,甚至拒绝治疗。有的患者认为,自己由于疾病而丧失了晋升的机会,失去了在事业上大展宏图的机会,因而对自己的前程悲观失望。

(三)退化和依赖

有的病人患者角色过度强化,在行为上产生退化和依赖,不愿意承担自己对家庭和社会应尽的义务,不愿家属离开,任何事情都让家属来做，依赖性强，表现出情感脆弱，意志衰退，像小孩子一样寻求更多的保护，依赖更多的照顾。有的患者则因为家属过分关心，包揽了一切事情，不让患者有丝毫动手的机会，从而助长了患者的行为退化和加重了依赖心理。

（四）敏感和恐惧

由于恶性肿瘤尚未被彻底征服，即便是在手术以后，也有复发和转移的可能，所以有的患者十分恐惧，担心肿瘤随时会复发或转移，对自我感觉及症状、医护人员的态度及言行，甚至医生和家属的谈话都特别敏感，有时会把治疗期间出现的正常生理反应误认为是病情加重，经常自己吓唬自己。

二、护士开展心理疏导的建议

（一）术后心理评估

术后对患者心理状况进行调查和评估，针对患者出现的恐惧、紧张、焦虑心理，做好心理疏导工作。护士对患者心理的日常评估不一定非要采用量表、问卷，其实可以通过观察和对话更加便捷地了解到患者的心理状态。

（二）信息沟通

尊重患者的独立人格和独立意识，遵循知情同意的原则有效地和患者沟通。详细介绍术后注意事项、处理措施、放化疗治疗方案、成功率，利用预后良好的例子消除或缓解患者的不安心理。

认真听取患者倾诉，了解患者心态和疑虑，了解患者的需求，取得患者信任，使患者感到被尊重，建立良好的护患关系，护士与患者保持联系，及时询问术后恢复的情况，可增加患者的安全感与康复的信心。

上文中，护士小王在巡视病房时观察到患者面色不好时，耐心询问患者情况。得知患者是因为手术以后自理能力缺陷造成了自卑心理时，护士小王给患者详细地介绍了疾病的恢复过程，告知患者这只是一个暂时的过程，并且积极调动同病室患者的积极性，得到大家的讨论和响应，鼓励患者说出内心的感受，彼此交流内心的想法，并且认真倾听。同时，护士小王还为患者制订了相应的锻炼和康复计划，不仅从疾病的相关知识上去减轻患者的焦虑，同时还采取了心灵和精神上的慰藉措施，积极指导患者做正念减压训练，采用冥想的方法，为患者减轻压力，得到全身心的放松。

这就提醒我们，作为医务人员，不仅要关注患者的生命体征，还要多关注患者的情绪，及时发现问题，解决问题。

（三）安慰和鼓励

乳腺癌患者接受乳腺癌根治术后其单侧或双侧乳房被切除，切除乳房后患者容易产生自卑、依赖等消极心理，甚至出现孤僻性格。护理人员在与患者沟通时应增加对患者的安慰和鼓励。在进行基础护理、体位护理时注意动作轻柔，并时时鼓励患者，或者组织集体活动，例如乳腺癌座谈会等，收集患者的疑问，通过乐观患者对抗癌症的亲身经历增加悲观患者的自信心。要使患者逐渐体会到，依赖是一种消极情绪，可降低自身免疫功能，缺乏抵御疾病的信心和能力，不利于疾病康复。鼓励患者主动去做自己力所能及的事情，从事较轻松工作的患者甚至可以边工作边治疗，还可以组织同种病的患者一起聊天，一起做功能锻炼，互相介绍养病的经验，相互鼓励，相互支持。

（四）指导患者学会放松的方法

热水浴、按摩、散步等方法都可以起到放松作用。在康复阶段，要注意打破"焦虑—肌肉紧张—进一步焦虑"的恶性循环。同时可根据患者的心理状况、文化背景、性格爱好选择音乐放松治疗，音乐治疗的地点可以在病房、放疗候诊室或家里，音乐治疗可以调节患者的情绪，缓解紧张的心理状态，改善临床症状，提高生活质量。

（五）与患者家属沟通

家庭支持是缓解或消除患者心理压力的重要资源。护理人员要善于发挥患者家庭的情感支持功能，指导家属适时对患者进行心理疏导，缓解患者的不良情绪。

（六）选好时机

作为医务人员在为患者制定相关减压和康复措施时，要考虑到患者当时的身体状况，切不可强求。如果在集体活动时，个别患者身体状况欠佳，可以让患者先休息，休息好了再单独给患者进行指导，不要轻易让患者放弃康复锻炼的机会。值得一提的是，护士小王善于运用集体的力量来调节气氛，不是护士和患者的一对一，而是利用患者之间的有效沟通和交流来传递正能量，比护士向患者直接引导正面情绪效果要好得多，而且让人易于接受。

（七）反复交流和沟通

在对患者进行指导和训练以后，要积极和患者进行交流和沟通，得到效果的反馈，以利于今后工作的持续改进。上文中护士小王在为患者进行了正念训练以后积极询问患者的想法,并且鼓励患者说出内心的感受,达到心与心的交流,有时候这比大段大段的专业术语和医学知识要有效得多。

对患者的心理护理有很多方法,作为医护人员,应该在合理的范围内采用一切可行方法,可以采用音乐减压,又可以采用访谈法积极了解患者的想法,也可以采用影音资料进行患者的认知教育,甚至可以请抗癌明星现身说法。无论什么方式,最终目的都是通过让患者看到、相信、向往生活的美好,进而创造美好生活。人文关怀便是这样,关注患者的身心,让每位患者都自立、自强、自信起来,生活才会变得更加美好。

三、术后心理疏导的人文意义

乳腺癌是临床常见的恶性肿瘤。近年来,乳腺癌发病趋向年轻化,年轻患者术后无法接受乳房切除的现状,容易产生消极、悲观的负面心理,对患者的工作、生活、家庭产生不良影响。患者对他人的言行,态度等都比过去更敏感、更在意,维护自尊心和尊严的意识更强。她们在极其痛苦和困难之中,非常需要得到关心、照顾和帮助。因此,他们不仅需要现代高新医学技术的治疗,更需要"以人为中心"的人文关怀护理。温馨的病房环境及和谐的人文环境解除了患者陌生和恐惧感,缩短了护患之间的距离,维护了患者的自尊心和尊严,使他们积极配合治疗。家庭和社会关怀让患者感到他们并未被摒弃在家庭之外,充分感受到亲切和谐的家庭气氛和社会的温暖,促使他们主动融入社会,增强他们对抗疾病的决心。多元化的健康教育和心理干预,消除其恐惧、焦虑和抑郁感,消除其悲观绝望的情绪，鼓励她们接受现实，调整心态，增强其战胜疾病的信心。

（高立津　刘惠军）

第十五章 化疗阶段的人文护理

输液是护士最惯常的工作,很多护士在输液时认为遵守了医嘱、核对了患者姓名,确保医嘱正确执行就万事大吉了。然而,输液护士还有一项告知患者的义务没有完成。告知是对患者知情权的尊重,是鼓励患者参与、监督治疗护理工作的体现,使患者明明白白就医、真真实实知情。

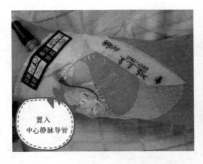

置入中心静脉导管

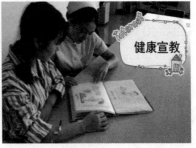

健康宣教

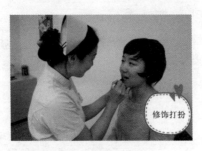

修饰打扮

护理故事

护士小王进入病房准备给患者王阿姨进行输液前评估。

护士小王:"王阿姨,咱一会儿该准备输液了,我先看看您的PICC导管情况,您这贴膜表面干燥无卷曲,穿刺点也无红肿渗出。我记得您的PICC导管换药时间是今天,输液之前先换个药吧!"

王阿姨:"噢,又该换药了!要不是你们记着,我就又想不起来了,年纪大了,总是忘事,我今天得输几袋液啊?"

护士小王:"您今天就输一袋250ml的盐水,里面是凯西莱,大概得输一个半小时吧。上次给您抽血验的肝功能有点异常,医生说您需要输几天的保肝药,给您调整一下肝功能再进行下一轮的化疗,今天输的就是保肝药。导管都给您固定好了,您活动时注意别牵扯到输液管路。滴速也给您调好了,不能随意调啊,您有什么不舒服的及时叫我。我把呼叫器放您手边,您有事就按呼叫器!医生刚开了医嘱,咱明天早上得抽血复查个血常规和血生化,查查肝功能和白细胞情况,根据验血结果再决定还要不要继续输保肝药和打下一轮的化疗。还是需要空腹取血的,所以啊,您今天晚上十二点之后就不要再吃东西喝水了,明早6点左右的时候咱得空腹抽静脉血送化验,晚上护士还会再提醒您的!"

王阿姨:"行,记住了!"

护士小王:"王阿姨。明天您的血象结果回报正常就要进行化疗了,您今晚上别吃太油腻的食物,尽量清淡一点,明天取完静脉血后早吃一会早点,同样吃点清淡易消化的,这样消化的快一点儿,打化疗后胃肠道可能就没那么难受了。我一会儿再拿一张化疗的健康宣教材料给您！"

王阿姨："嗯，好吧，谢谢小王。"

一、化疗患者的特点

化疗，即化学药物治疗，指通过使用化学治疗药物杀灭癌细胞达到治疗目的。化疗是一种全身治疗的手段，无论采用什么途径给药（口服、静脉和体腔给药等），化疗药物都会随着血液循环遍布全身的绝大部分器官和组织。因此，对一些有全身散播倾向的肿瘤及已经转移的中晚期肿瘤，化疗是主要的治疗手段。然而，化疗是一种较为激烈的治疗手段，化疗药物为细胞毒性药物，会对患者造成一些毒副作用，最常见的如消化系统反应、骨髓抑制、脱发及其他的不良反应（如肝肾功能损害等）。因此，化疗患者的治疗周期长、心理压力大，比普通患者承受更大的痛苦。对于化疗患者的护理应该建立在对化疗患者特点充分认识的基础上，依此制订具有针对性的沟通与护理方案。

（一）化疗患者的生理特征

接受化疗的患者即癌症患者，一般意义上属于重症患者，或存在慢性器官或系统功能不全，或存在高危因素，具有潜在生命危险。该类患者一方面由于罹患疾病，身体承受着巨大的疼痛或不适；另一方面，在化疗的过程中，由于药物的副作用，患者又会出现如恶心、呕吐、腹泻和便秘等消化系统问题，或是白细胞和血小板减少、脱发、肝肾功能损伤等不良反应。因此，化疗患者的护理中，既要关照治疗方案的顺利实施，还要尽量避免或降低治疗的不良反应给患者带来的二次伤害。

(二)化疗患者的心理特征

化疗患者病情较严重,恢复周期长,治疗副作用大,病情可能出现反复,甚至有可能面临肢体的缺损(如针对乳腺癌患者的全切术)。这些特征导致化疗患者承受了巨大的心理压力。因此,在化疗患者的护理中,心理护理与身体护理同样重要。化疗期间患者往往出现消极治疗、焦虑失眠、自卑厌世等心理状态,重建患者治疗与生活的信心,恢复患者的自我认同,是护理工作的重要目标。

二、化疗阶段护理的内容

(一)治疗环境的改善

在治疗期间,要尽量为患者创造一个整洁、舒适、安静的环境。首先,化疗患者身体素质较差,免疫力低,保持治疗与居住环境的卫生,能够避免患者感染;其次,营造安静的病区环境,能够舒缓平复患者的焦虑紧张情绪;最后,治疗后各种副作用引起的不适,给化疗患者带来极大的困扰,舒适的病房环境能够减轻患者的痛苦,促进患者的康复。

(二)生活饮食的指导

化疗期间,常见毒性反应包括:①消化道反应,恶心、呕吐、口腔黏膜炎、腹泻;②骨髓抑制,引起白细胞减少,增加感染的危险性;③脱发;④皮肤毒性,可能发生严重的皮肤溃疡或坏死。这些化疗不良反应严重影响患者的生活质量。在化疗患者的护理中,护理人员应当加强化疗患者的生活饮食指导,提高患者的自我防护能力,减轻对毒副作用的担心和恐惧。

恶心、呕吐严重的患者，饮食上宜给予清淡易消化的食物，少量多餐，鼓励进食，避免吃刺激性大、油腻等食物，改善进餐环境；患者化疗期间应保持口腔清洁，勤漱口，预防无菌性口腔黏膜溃疡，可用漱口液等漱口，用软毛牙刷刷牙，禁用牙签等利器剔牙，以防牙龈出血；注意饮食卫生，食具消毒，食品卫生，避免干硬及产气性食物，如煎炸、辛辣、乳制品、豆制品等；不能经口进食者，应遵医嘱给予鼻饲或全静脉营养支持治疗；及时整理好病床单位，保持皮肤干燥及肛门周围清洁，调整饮食，注意休息，年老体弱患者应协助翻身防压疮发生。

（三）化疗过程的监督

在化疗患者的治疗中，护理人员要时刻注意观察患者病情变化及化疗可能出现的毒性反应，如过敏、出血、发热、皮疹等。治疗期间，患者还要进行定期体检，如血常规检查、生化常规检查、心电图检查、X线摄片、B超检查、CT检查、MRI检查等，了解化疗的效果，护理人员要向患者解释检查的目的，并指导其如何配合检查与治疗。

（四）患者心理的疏导

化疗患者的心理疏导在护理工作中至关重要，护理人员应承担起化疗患者心理护理的主要职责，另一方面，家庭与社会的支持系统在化疗患者心理康复中也有着不可替代的作用。

护理人员通过了解患者的家庭背景、职业状况、文化程度、宗教信仰，形成对患者性格特征的基本判断，观察患者的心理状况，对患者的询问耐心解答，向患者讲解成功案例，消除患者对治疗手段及过程的顾虑及疑问，缓解其焦虑的心情，树立对疾病治疗的信心。

同时，护理人员要经常与家属沟通，给予适当的指导，争取家属陪伴，共同帮助患者树立抗癌的信心及战胜疾病的勇气。

在给患者进行解释和指导时，尽量使用一些简单易懂的日常用语，避免使用专业术语，对于一些较严重的毒副作用如心脏毒性等不宜反复给患者强调，以免增加其心理负担。

三、化疗阶段人文护理的原则

（一）有利

有利原则即把患者健康放在第一位，一切医学行为以增进患者的福祉为目的。有利原则是医学人道主义精神的直接体现，是医学伦理的首要原则，是一切医学行为与决策的最高目的。化疗期间患者的护理工作，应当从一切有利于患者利益的角度出发，护理人员应树立全面的利益观。

1. 主观利益和客观利益　真诚关心患者以生命和健康为核心的客观利益（止痛、康复、治愈、节约医疗费用等）和主观利益（正当心理学需求和社会学需求的满足）。

2. 眼前利益和长远利益　既要关注患者眼前利益（止痛、康复、治愈、节约费用、心理抚慰等），又要论证诊疗决策实施对于患者未来健康利益和生存质量（毒副作用、肢体的缺失、功能的缺损、家庭关系的维系等）的影响，全面权衡利弊，经过风险/治疗、伤害/受益的比较评价与论证，选择受益最大、伤害最小的医学决策。

3. 个人利益和群体利益　坚持公益原则，将有利于某一个患者同有利于社会健康公益有机统一起来。维护患者利益不能以牺牲他人及社会公众的利益为代价。

（二）尊重

尊重原则在化疗阶段的护理中具有特殊的意义。化疗患者心理更加脆弱，在化疗期间，患者的身体状况发生较大的变化，伴随着脱发、水肿或过度消瘦等不良反应的出现，往往对患者的自信造成沉重的打击。尤其一些特殊疾病（如乳癌患者），还面临着肢体或器官的缺损，患者会产生自我否定、惧怕与人交往、回避原有社交关系的现象。在对化疗患者的护理中，护理人员更应该尊重患者的人格与隐私，平等对待每一位患者，如孙思邈《大医精诚》中所说，"若有疾厄来求救者，不得问其贵贱贫富，长幼妍媸，怨亲善友，华夷愚智，普通一等，皆如至亲之想"，以医务人员的仁慈大爱温暖患者，消除患者的忧虑，帮助患者重建自信。

（三）全面

化疗阶段的护理是全面的、整体的护理，包括对患者的生理、心理、社会等方面的需求给予全面的关心与照护，为患者提供24小时的服务。另外，在护理工作中，既要关心患者，又要关心患者家属，通过向患者家属的宣教，帮助患者建立家庭支持系统。既要为入院治疗的患者提供服务，又要为居家康复的患者提供指导与帮助，定期随访，督促患者检查治疗。

四、建立指导－合作型的护患关系

在护患交往中，指导－合作型的护患关系模式适合于大多数化疗患者。患者对病情及治疗方案没有全面的认识，护理人员应给予专业的指导，向患者提供有关的健康知识及相关信息，使患者明确治疗的作用、预期效果、简要步骤、可能出现的不良反应和需要配合的事项，帮助患者预防和处理不良反应，树立康复信心；患者应接受护理人员的指导并密切配合，主动述说病情，提供治疗效果信息。

化疗患者治疗中指导-合作型关系模式可以发挥护患双方的主动性、积极性，有利于提高诊治效果，纠正医疗差错事故。而对于多次接受化疗的患者，由于其在长期与疾病做斗争的过程中，对自身的生理功能、心理状态有一定的体会，对治疗方案比较了解，长期治疗中护患之间已形成一定的认识，可建立共同参与型的护患关系模式。共同参与型的护患关系模式能够更充分调动患者的主观能动性，通过患者的主动配合与积极反馈，提升治疗效果。

为了发挥指导-合作型护患关系的作用，要做好沟通工作。这就要求护理人员在进行沟通前要做好患者信息的搜集，了解其性格特征和主要诉求，有针对性地做好知识准备，选择恰当的方式交流，做好环境的准备，注意保护患者隐私。

在沟通的初期，可以使用得体的称谓以拉近彼此之间的距离，营造融洽的氛围；在交谈过程中，使用灵活的沟通策略，根据患者的不同心理特点和心理需求，适当把握沟通的时机和尺度。

交谈内容要分清主次，有目的地引导患者的思路，适当使用倾听、提问、沉默、抚触等技巧，控制好沟通的时间，尽量做到恰到好处，给予及时的信息反馈。

护患关系是医患关系的桥梁，患者接受治疗的同时，护士应耐心地指导患者如何配合治疗，将医嘱准确传达给患者；对患者治疗反应、患者的担忧和意见要及时报告给医生，以便医生做相应处理。

（高立津　管明华　黄知伟）

第十六章 术后出院指导

康复期即将出院的患者，对于疾病相关知识已经有了初步了解，但对于预后和家庭护理知识还缺乏了解。针对此类患者，要有针对性地开展宣教和指导，全面而详细地讲解康复知识和出院后的注意事项，提高患者术后生活质量。

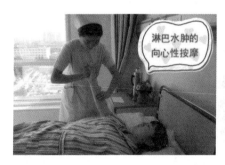

淋巴水肿的向心性按摩

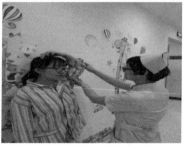

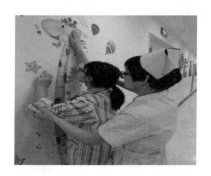

护理故事

术后患者王阿姨正在和家属一起在病区楼道内散步聊天,碰到了刚刚给患者换完液体回来的刘护士。

王阿姨:"刘护士啊,我想问问术后患肢抬不起来是怎么回事呢?"

刘护士:"王姨啊,您这是觉得您患肢有什么问题吗?"

王阿姨:"没有没有,我就是问问,我没事的。"

刘护士:"嗯,那就好,术后患肢不能抬起是由于术中清扫淋巴结,损伤胸大小肌,损伤术区神经,所以造成术后患肢不能正常运动。一般是可以通过3~6个月锻炼恢复的,只要有规律地进行功能康复就可以恢复到正常水平。"

王阿姨:"那听其他病友说,以后患侧手臂还有可能水肿,听她们说肿得厉害的像大象腿呢,这个能预防吗?"

刘护士:"患肢水肿是可以预防及治疗的,您不用太担心了,没有她们说的那么夸张,可以预防水肿的方法比较多。您今天刚拔完引流管,也快出院了,您啊先回病房,一会儿我过去给您详细讲讲出院注意事项,好吗?"

"好的,刘护士,谢谢你。"王阿姨和家属回到了病房。

不一会儿,护士小刘来到了病房招呼王阿姨和同病房的患者、家属,给他们讲解出院后的注意事项。

护士小刘:"王阿姨,您刚才担心胳膊以后会肿,这是因为手术切除了腋下淋巴结,容易造成淋巴液的回流不畅,最后导致胳膊水肿。"

"哦,那我们要怎么预防呢?"大家纷纷问道。

护士:"第一,大家要坚持患肢适当运动,正确进行功能训练,机体会逐渐建立起新的淋巴循环通路;但是,咱们在日常生活中要避免用患肢提重物,半年内不可提大于5公斤的物品,避免患肢做重复性的动作,如剁饺子馅、用搓衣板、长时间打麻将等等。"

"护士,那我们以后都不能干家务了,这不是成废人了吗?"王阿姨担心地问。

护士小王:"阿姨,我说的这些不建议您做的事情是暂时的,通过长期的锻炼,等您恢复到正常水平,您还是可以做家务的,但是手术后短期内是要注意的,您需要有一个慢慢恢复和调整的过程,您要好好调整自己的心态,不可操之过急啊。"

"这样啊,那我就放心了,以前啊我们家里的活都是我在做,我干不了,家里还不定乱成啥样了呢!"王阿姨说。"是啊,我家也是,孩子他爸连饭都不会做,这下让他锻炼锻炼吧,我也享享福,呵呵。"李阿姨听了王阿姨的话深有同感,大家都笑了。

"生病之前大家都要强,在家都是半边天,现在咱们生病了,另外半边天得顶上去啊,是不是?所以,家属们要辛苦一下,叔叔们帮阿姨多做些家务,孩子们多帮妈妈照顾身体,要一起加油啊。"在场的家属们听了也都纷纷表示支持。

"我接着说啊,第二是尽可能避免患肢打针、输液、抽血和量血压,以后去别的医院的时候一定要告知医护人员您这侧乳房做过根治术;第三就是避免在患侧佩戴首饰、穿着衣袖过紧的衣服,最好能穿开衫的衣服,穿衣服的时候要先穿没做手术的那侧,然后再穿做手术的这侧,简单说就是先健侧后患侧,像李阿姨,您这么爱漂亮,一定要记得戒指、手镯、手表之类的不要戴在患肢哦。

"另外啊,不要长时间骑车,使用电脑键盘。可以适当游泳,增加肺活量，如果有想法有条件的话，可以佩戴义乳，还可以选择后期的乳房再造术，保持身体的平衡性。还要避免暴晒及烫伤，尤其做饭和烫衣服时要格外小心，在使用烤炉时要戴手套以免烫伤。要注意避免患肢受到蚊虫叮咬，提前使用驱蚊水；第四是避免患肢皮肤破损，剪指甲宜用指甲钳，缝纫时可用顶针。使用强力洗洁剂或腐蚀性物品时，要佩戴保护性手套。但如果不小心皮肤破损了，要及时用清水洗净及涂抹消毒药水；若伤口有细菌感染的迹象要尽快联系医生治疗。"护士小王说了很多，大家听得也很认真，还有家属拿着笔在记录。

王阿姨睁大了眼睛："这么多注意事项啊，那万一胳膊肿了怎么办呢？"

护士小刘："如果您以上注意事项都做到了，但患肢手臂还发生水肿，在家可以做的就是：平躺在床上将患肢抬高，每次20分钟。可以让家属为患肢做向心按摩，以促进淋巴回流。来，王阿姨，您躺好，我给您示范一下，就是这样，从胳膊的远心端向近心端，大家看到了吗？如果不能缓解，水肿严重应该及时来院就诊了。"

王阿姨："哦，好的，明白了。但是啊，我现在做完手术，穿衣服一点都不好看，以前爱跳跳舞，现在我是跳不了了，这一点儿爱好都抹杀了。"

护士小刘："王阿姨，您应该接受现在的自己，不要责怪自己，经常与家人沟通，也可以与我们聊天，伤口拆线之后，您就可以到乳腺康复室佩戴义乳，这样可以防止患侧胸壁受到外伤，还可以保护内脏，且具有保温、保持身体平衡和预防脊柱侧弯的功效，可以使您变得更自信。一点都不影响您的形象，您还是能像从前一样美丽,您还照样可以跳舞。"

王阿姨:"是吗?那就太好了,出院以后我还需要复查吗?"

护士小刘:"需要啊,您还要每月乳房自我检测,您要检查的时间是月经来潮后的第一周,停经后每月的第一天。检查方法是立位或平位时,例如检查右乳房时,右手置于头后部,左手指并拢按以下顺序平压按摩检查有无肿物,同样顺序检查乳头周围。还要定期来医院门诊复查,常规是2年以内每3个月复查一次,2~5年内每半年复查一次,5年以上一年复查一次。"

王阿姨:"刘护士啊,讲的太多我记不住,你再说一遍啊,我让家属记下来。"

刘护士:"没关系,王阿姨,我这里有纸质版的内容,我会给每人发一份,这个您不要担心。"

王阿姨:"太好了,这样就不怕忘记了,你们想得太周到了。"

一、出院指导

出院指导(住院患者出院前的健康教育)主要是对患者出院以后的健康教育内容进行指导和帮助,以提高患者出院后的生活质量。随着整体护理的深入发展,对健康教育提出了更高的要求,出院指导作为护理健康教育的一项重要内容,在患者出院前不但要落实,而且要确保质量,以满足患者不断增长的健康需求。做好患者出院的健康指导,对出院后患者的康复、减少复发、提高其生活质量具有极其重要的意义,也是护理工作中的重要内容之一。

出院指导的目的就是通过护士在患者出院前的一系列教育指导工作,使患者了解并掌握有关自己出院后的康复保健知识。医务人员不仅仅要注重患者住院期间的健康教育，还要重视患者出院后的康复和保健，更加要注重对患者的心理、社会状态的了解以便提供出院后的支持。除做好疾病相关的出院健康指导外，也要督促患者按时、按量坚持服用药物，并随时观察药物疗效及不良反应，定期到相关医院复诊。只有通过这种从入院到出院连续的健康教育形式才能调动患者对治疗康复的主观能动性，使健康教育的内容得到贯彻落实。

二、手术患者出院前的问题

术后即将出院的患者可能存在如下问题：
- 对于疾病的预后和注意事项不够明确；
- 对于术后可能会发生的并发症不知道如何正确处理；
- 对于疾病的注意事项和康复锻炼重视程度不高，出院后的依从性可能会降低；
- 关心疾病预后，担心疾病复发；
- 担心术后的生活质量会降低；
- 不清楚复查的时间和流程；
- 术后伤口换药时间及意外情况的处理等。

手术以后至出院前这一段时间，是患者康复中最重要的时期，康复锻炼越早开始，患者的恢复就会越快越好。而患者康复期有关术后康复的大部分相关知识都来源于护士，护士的讲解和指导对患者康复期和出院后的认知与行为有着至关重要的影响。所以，如何做好这一时期的相关宣教，不仅关系到患者的术后恢复，也关系到护理人员关于人性化护理的思考和落实。健康教育需要多学科知识做基础,不仅有自然科学和人文科学知识,而且还要具备心理学、伦理学、教育学、营养学、康复学、行为学、公共卫生学、预防保健等知识。因此应鼓励护士不断提高专业水平,同时,掌握护患交流技巧、熟悉宣讲内容、运用适当教育方式及方法,获得患者的信任。

出院指导工作要有针对性,形式要多样化。根据患者的自身情况(如年龄、知识水平、心理状态等),分析其心理及对健康知识的需求,回应患者出院前存在的各种问题。避免不看对象、不分时机、千篇一律、呆板生硬的做法。更要避免忽视患者需求,泛泛地宣教。在宣教中要用通俗易懂的语言,增加重复次数,做到让患者明白。

三、健康指导应遵循的原则

健康教育是护士针对住院患者的生理、心理、文化、社会的适应能力而进行的,它是通过向患者传授所患疾病的有关医学、护理方面的知识与技能,调动患者积极参与自我护理保健,达到恢复健康的目的。

术后康复期和出院指导内容较多,其目的就是让患者和家属学会自我护理,出院后有效地实施自我健康管理,作为医护人员,在进行出院指导时应该遵循以下几方面原则:

(一)目标明确原则

出院指导要做到目标明确。宣教内容要围绕患者的病情、健康问题和出院后的护理等方面,不要涉及于此无关的问题。宣教时要准确稳妥,做到表意准确,不含糊,有系统性和逻辑性,不要为了引起患者的重视而将患者的病情夸大，也不能为了安慰患者将病情随意缩小，必须如实告知。

在宣教时，还应该充分尊重患者的隐私，不主动打听与治疗和护理无关的事情，另外，护理人员也应该注意保护医院工作人员的隐私，不要随便跟患者讨论医护人员的私生活等。

（二）个体化原则

故事中护士小王虽然采用了集体讲解的方式，但是做到了充分尊重患者，满足不同文化层次需求的患者的需要，在进行指导时充分尊重患者的文化多元性，注意方式方法，充分考虑到患者及家属的接受能力。上文情景中，护士小王在向患者及家属做康复宣教时，考虑到患者在楼道内，身体状况可能会承受不住长时间的宣教，所以安排患者回到病房进行讲解。还有，文中王阿姨提到自己爱跳舞，担心以后形象不好，这容易产生自卑心理。护士小王首先对王阿姨的爱好表示肯定，并且用自己的专业知识打消了王阿姨的顾虑，指导王阿姨拆线后通过佩戴义乳或者乳房再造来保持自己的身材，并且积极鼓励王阿姨应该自信，勇敢地向新生活迈进。只有专业的指导才会让患者信服，而不会只是"隔靴搔痒"。

（三）情感性原则

语言必须要伴随情感，亲善是护士语言的情感风格。护士小王在宣教的时候，不是直接采用授课讲解的方法，而是以聊天的方式，以真心诚意的态度，鼓励患者和家属一起参与进来，积极说出自己内心的感受；同时，在讲解开始时，以提问的方式，容易带动患者的思考，让患者明白接下来术后康复的注意事项及重要性，关注的不仅仅是宣教的内容，更加注重患者心理的接受程度，做到由浅入深，由简单到全面。任何护理和宣教，都应以人为本，从"心"出发，这是一种全新的护理理念，值得更多的医务人员去关注和实践。

（四）通俗性原则

护理人员在对患者进行宣教时，要根据患者的认知水平和接受能力，运用形象生动的语言和浅显、贴切的比喻，循序渐进地向患者传授疾病相关知识。尽量使用口头语言，切忌使用医学术语或不通用的省略语，以免产生误解。上文的小故事中，护理人员在向患者讲解出院后如何处理轻度的患肢水肿时，采用了示范法，避免了理解能力不强的患者产生误解，并让所有患者加深了印象，牢记于心。

（五）尊重性原则

尊重患者是与患者进行沟通交流的首要原则。护理人员要将对患者的尊重、恭敬、友好放在第一位，平等地对待每一位患者。在交谈中，应该彬彬有礼，不可伤害患者的尊严。在称呼患者时要使用尊称，特别是对于老年患者、农村患者、自卑患者、性格比较内向不善于表达的患者，要给予更多的关怀和尊重。

（六）家庭参与

良好的家庭支持系统是患者康复过程中的必要条件，患者的康复过程，离不开配偶及子女的理解和支持。文中情景里，护士小王在向患者做宣教时，没有只把重心放在患者身上，而是充分调动家属的积极性，让家属积极参与患者的康复过程，并且呼吁他们从各方面支持患者，这也是人文护理的充分体现。

随着现代医学的发展及医学模式的转变，护理方法也发生了根本的改变。从传统的生物医学护理模式转变为生物-心理-社会护理模式，服务内容有深层次的变化。护理更加注重服务对象的整体性及预防疾病和促进健康的措施。因此，在做好患者康复护理和出院指导的同时，对于病因预防、疾病相关知识的宣教和普及，也将纳入到护理工作中，人文关怀也将会得到更好的体现。

（高立津　晋　雪）

第十七章　出院流程指导

对于马上办理出院手续的患者来说，即将回归自己的家庭，对出院充满期待，是值得欣喜的。同时，又对办理出院手续感到茫然，不知所措，担心自己出院手续办理过程不顺利。出院前的细心指导，出院时的耐心协助，还有出院后的严格处理，不仅能够提高出院手续办理效率，也能缓解患者的紧张情绪，保证患者顺利出院，提高患者对医院的满意度。

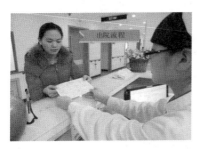
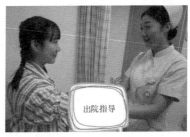
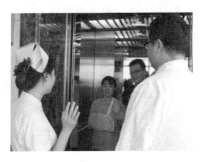

护理故事

患者王阿姨伤口恢复良好,医生已开具出院医嘱,明天即将办理出院手续。

护士小张提前去病房告知患者:"王阿姨,您明天就可以出院了,真是为您高兴,您今天可以做些出院的准备,出院手续明天一早就可以办理。您可以提前安排人来接您,有什么需要我们帮助的您告诉我。"

"哎呀,终于可以回家了,刚刚医生也告诉我了。从住院到现在都两个星期了,终于熬出来了。"王阿姨激动地说。

护士小张说道:"是啊,王阿姨,回家以后您一定要坚持锻炼,早点康复哦。"

王阿姨:"好的。那功能锻炼操得坚持做到什么时候才行?"

护士小张:"每天上下午各锻炼一次,坚持练习到患肢功能完全恢复就行了。另外,我们医院也有乳腺康复室,就在咱楼下,那里有专门的老师指导,但就是会产生一定的费用,您家里情况要是方便来康复室锻炼会更好。"

王阿姨:"康复室都包括哪些内容呢?都什么时候开门?"

护士小张:"每周一到周五的上午八点到中午十二点,下午两点到五点,这期间都是开放的。康复锻炼项目很多,包括器械练习、音乐瑜伽、八段锦、太极拳、康复锻炼操等,还有专门的指导老师。另外,如果患肢发生水肿还可以来康复室进行理疗。"

王阿姨:"挺好的,就是我家离得有些远,我自己过来不方便,得看孩子有没有时间送我。"

第十七章 出院流程指导

护士小张："没关系，阿姨，您哪天要是有时间可以给我们打电话，我们帮您提前预约一下，这是我们科的联系卡，上面有科室的电话，您有事可以联系我们。另外，您出院后可以办理门特。"

王阿姨："怎么办理呀？"

护士："阿姨，您手术之前做过乳腺穿刺，就不用等待大病理结果了，到时候您来我们这拿穿刺报告单直接去办理就可以了，可以让您家属先在挂号处挂办理门特号和复印病历号，我们会安排人带您家属先在一楼病案室进行病理复印，加盖病案室公章，然后就可以去医保科办理手续了，整个过程都会有人专门陪同，您不用担心。"

王阿姨："那我的病理报告大约要什么时候出来，我自己有商业保险，需要复印病历，出院时可以复印吗？"

护士小张："王阿姨，您别着急，是这样，病理从您手术之日算起21个工作日之后就会出报告，由病理科送到病房，我们从护士站登记后，会转交给您的主管医生，医生按照您的病理结果书写出院小结和开据诊断证明，为您制定下一步的治疗方案，之后您的病历会送到病案室进行归档，到时候您的主管医生会给您打电话通知您，您来挂个复印病历号就可以复印了。"

王阿姨："好的，我懂了。""护士，我们明天出院还需要办理什么手续吗？"王阿姨儿子问。

护士小张："明天一早主班护士会通知您办理离院手续，然后医保科会对您的资料进行审核和结算，大约40天左右您会接到医保科电话，通知您过来结算，您这期间保留好押金条，到时候接到电话通知就可以来医院住院处结算了。"

王阿姨："好的，太谢谢你们了。"

一、指导患者出院应遵循的原则

（一）提前告知

作为责任护士，应与主管医生沟通，提前一天告知患者出院时间。这样患者及家属都会提前安排好出院相关事宜，不会措手不及。文中护士小王即在出院前一天告知患者出院信息，并在第一时间对患者表示祝贺，并且询问患者有什么需要，态度诚恳，尊重患者，让患者一听到这个消息既兴奋，心里又温暖。无形当中又拉近了与患者之间的距离，表达了对患者一如既往的关怀之情，做到始终如一，不会给患者"虎头蛇尾"的感觉。这样的安排不仅为医护人员赢得了信任，更是为医院赢得了患者的信任。

（二）注重细节

1．出院前应向患者讲解出院手续办理流程，让患者和家属心中有数。协助患者及家属办理门特，病历复印等手续，领取出院带药等相关事宜。送走患者及家属前，帮助整理物品，都会在一定程度上缓解患者对于出院流程复杂性的恐惧，减少了出院过程的不顺利。

2．有些患者出院时并不一定是所有问题都已经解决。如手术后患者可能会存在手术切口是否还需要换药，多少天换一次等问题；如果出院时有引流管尚未拔除，那么何时拔除，出现异常情况怎么办以及出院多长时间复查一次等。护士应将所需的注意事项详细说明，必要时应留下联系方式，以便患者出现问题能及时得到帮助。莫以善小而不为，协助患者办理出院手续，帮助患者整理物品，做好出院的准备，这些事情看似都是不起眼的小事，但是只有从细节着手才能深入人心，赢得患者对医务人员、对医院的充分信任。

（三）注意谈话方式和方法

1．向患者进行指导时，应该注意谈话的方式和方法，讲解的时候不要滔滔不绝，让患者觉得过于啰嗦。要注意观察患者的精神状态和情绪，谈话过程中，应该与患者有眼神交流，看懂患者对护士宣教的内容有什么反馈，积极与患者互动。

2．同时应该注意把握谈话的分寸，患者有意避讳的话题尽量不要过多询问，根据患者的现状做出评估，给出详细建议，并且协助患者实施。

3．宣教要因人而异。由于每位患者的职业、年龄、受教育程度、社会角色等不同，对于护士给出的指导和建议在理解上可能会有不同程度的偏差。这时，应根据每位患者接受程度的差异给出不同的宣教方式。对于理解能力差的患者应该有耐心，注重交流技巧，协助家属共同参与，不厌其烦。

4．宣教时应注意适当采用文字或者书面的方式，使患者易于理解和记忆。

（四）保持微笑

有士兵对于南丁格尔进行过这样的描述："她对一个人讲话时，会对更多的人点头微笑，你知道，她不可能跟所有的人讲话，我们成百上千的躺在那儿，影子落在枕头上，落到我们头上，我们就满足了。"可见微笑的力量有多大。南丁格尔倡导的博爱、人道、奉献精神，历经千百年的洗礼，在今天又化作一种新的方式传承下去，它没有语言的穿透力，却比语言坚韧有力，感染每一位患者，慰藉他们需要安慰的心灵。正如文中情景，护士的一个微笑，就能让患者感受到护士发自内心的诚恳。出院时，将患者及家属送至电梯间，一个真诚的微笑，一句发自内心的祝福，更能让患者感受到始终如一的温暖。

二、患者出院时的工作礼仪

（一）出院前的祝贺

患者出院是一个喜讯，护士告诉患者这一消息时，首先应对患者的康复表示真诚的祝贺，与患者共同分享康复的喜悦。如"阿姨，您的身体恢复的很快，明天就能出院了，真为您感到高兴。"其次，还应对患者在住院期间对医护工作的理解、支持和配合表示感谢，对患者提出的需要提供及时的帮助。

（二）出院时的指导

在患者出院的时候，护士应该主动协助办理出院手续，对每位患者做好耐心、细致的指导。进行口头的健康宣教，或者提供书面宣教。出院前，应做好患者的基础护理工作，协助患者洗头，换衣服，修剪指甲等，帮助患者以较好的精神面貌走出医院，开始新的生活。

（三）道别时的礼仪

与出院患者礼貌的道别是对患者人文关怀的延续，临别的时候向患者表达友好的祝愿，对增进护患关系，体现护士良好的人文素养起着至关重要的作用。协助患者办理好各种手续之后，协助整理好个人用物,应将患者送至病区门口。道别语一般以"记得按时吃药""回家以后注意休息""多保重,您慢走""祝您早日康复"为主,忌讳说"再见""欢迎您再来"等。

对于患者出院流程的指导,实际上是对患者整个就诊过程的最终环节的参与。这个过程不是可有可无的,它使我们更有效地对患者的预后进行指导和协助,帮助患者轻松顺利地办理出院。这些结尾工作实际上更能够表现出我们的人文关怀,更能够体现我们对人的尊重,让患者以愉快美好的心情结束整个治疗周期,为树立医务人员的良好形象划上一个圆满的句号。

三、与不同患者的出院沟通

经过一段时间的住院治疗,大部分患者出院时心里非常高兴,对出院充满期待,希望出院办理手续迅速、顺利;疗效欠佳的患者则担心自己的病情及后续的治疗,心情沉重。与出院患者的沟通必须在了解其出院原因的基础上才能顺利进行。

(一)与病情好转的患者沟通

患者病情有所好转但是没有痊愈,此时患者想知道下一步的病情转归及治疗方法。护士应告诉患者出院后的注意事项、继续治疗的方法、病情变化的观察,并给予患者康复的信心。

(二)与治疗无效的患者沟通

治疗无效或者病情有所加重的患者一般心情沮丧,对疾病康复没有信心,对生活失去信心和勇气,对继续治疗和医院有抵触情绪。护士沟通时应注意倾听患者的心声,对疾病的治疗和转归给予充分的解释，取得患者的谅解，消除患者对医院和继续治疗的抵触情绪。根据疾病情况给予一些专业性的指导，介绍患者到更加适合的医院治疗，给予患者安慰和鼓励。

（三）与因特殊情况必须出院的患者沟通

患者因为特殊情况，如费用问题、家庭内部问题，或疾病本身的原因等情况要求出院。此时患者及其家属的心情极其复杂，护士应给予足够的尊重和理解，与患者沟通时态度要温和，同时给予患者信心和勇气。不能采取质问的语气和不屑的态度。

（高立津　陈育红）

第十八章 患者随访

随着现代科技的发展,随访的方式也较以前增加了很多,包括电话、QQ、微信等通讯工具的随访,上门随访,门诊随访和其他随访方式。通过随访我们要收集患者信息,如院外的病情、转归和预后、各种管路的维护情况,督促复查,了解患者心理和社会状况,加强出院健康咨询和指导工作等。有效的随访交流是保证延续性护理质量的关键。

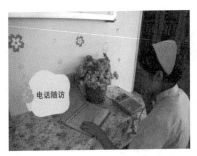
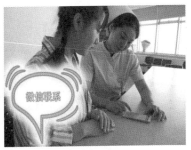
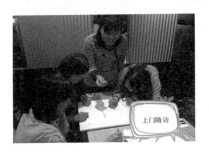

护理故事

乳腺癌患者全程化疗通常需要6～8个月，PICC导管可以有效避免化疗药物对外周血管的刺激，减少局部组织坏死等，临床应用广泛。在治疗间歇期患者需带管出院，此期间PICC导管的维护便成为患者随访的重点内容。

患者郭某某，术后化疗患者，已经完成了一个周期的化疗，治疗间歇期回家后第8天，护士小刘对其进行了电话随访，询问患者在家PICC导管维护情况。

护士小刘："喂，您好！这里是肿瘤医院乳腺一科，请问您是郭某某郭姨吗？"

郭阿姨："哎，你好，我是，我那个还没到化疗时间呢？有什么事吗？"

护士小刘："没错，郭姨，您别乱想，没什么事的，给您打电话主要是想问问您化疗的情况。医生跟您说的是下周来医院开始第二个周期的化疗，我这次主要是想问问您引流管伤口和PICC导管回家以后有没有什么不适症状和并发症出现？因为您是第一次带管回家，我们不太放心。"

郭阿姨："噢噢……谢谢你们的关心啊，我回家以后就是按照你们出院那会儿给我交代的做的，到现在基本没感觉到什么不舒服，就是有时候针眼儿那块发痒，老是想挠它。"

护士小刘："那您术后伤口恢复的怎么样了？"

郭阿姨："一直没敢洗澡，天天的就是光擦擦，这除了痒也没什么，这应该没事吧？"

护士小刘:"郭姨,如果您维护的好,都按照我们出院指导做了,那现在伤口那块痒就应该在快速愈合期,您更应该加强伤口的维护,预防感染,注意皮肤清洁和个人卫生,天气冷了预防感冒,您要加强对伤口周围情况的观察,有红肿热痛等不适表现及时咨询就医。那您的 PICC 导管维护的怎么样呢?"

郭阿姨:"胳膊上的那个管也挺好的,我闺女是我们这的社区大夫,出院那会儿你们也跟她说了怎么维护,回来我们闺女也看你们发的视频,基本上没出现什么异常情况。"

护士小刘与郭阿姨女儿进一步谈了 PICC 导管居家维护的问题。

护士小刘:"您好,王医生(患者女儿),我再跟您重复一遍,如果出现导管回血,体温升高到38°以上,穿刺点渗血按压也没有效果,穿刺点周围红肿热痛,有分泌物,置管侧手臂麻木,手臂或胳膊、颈部肿胀、臂围增大超过2cm,感觉气短胸闷、导管体内部分滑脱体外等情况,一定要及时就医。"

郭阿姨女儿:"您放心吧,刘护士,我记住了,有异常情况我们会就医的。"

护士告知患者及家属下次化疗的时间,通过微信群向患者将本次随访的主要注意事项再次发到患者微信中,以方便患者随时查看。患者及家属对护士的本次随访表示深深的感谢,也再次深刻感受到了医院服务的人性化。

一、患者随访

许多疾病的治疗和恢复都需要一个漫长的过程,随着患者平均住院日的缩短,大多数患者的康复需要在院外度过,尤其是肿瘤患者。这意味着加强出院患者的随访，对患者出院后的病情保持密切观察，提高患者的自我护理及其家庭护理能力已成为医疗活动的重要组成部分。患者随访可分为医疗随访和护理随访。

（一）医疗随访

医生对出院患者随访是医院内医疗、科研、教学等各项医学科学活动的重要组成部分。通过对出院患者或患慢性疾病的患者进行医疗追踪服务，医师可及时了解患者的病情变化并给予治疗建议，对病情复发或疾病恶化的患者可安排重新住院治疗；同时也便于医师跟踪、观察患者预后情况、远期疗效及新技术临床应用效果，掌握患者第一手资料，积累经验，有利于科研工作的开展和业务水平的提高。而实际上医生工作负荷重，医院也没有对医生提出随访要求，医疗随访只是偶尔进行，少数开展的随访工作也仅仅是针对典型病例进行跟踪或为了获得一些科研数据而对特定的年龄、性别、病种对象进行专项随访。

（二）护理随访

护士对出院患者随访是一种随着医学模式转变而出现的新的护理服务，它使医院护理不再局限于患者住院期间，而是延伸到出院后患者的治疗和康复过程中，提高了患者的生活质量，提高了护理满意度。目前临床有两种护理随访模式。模式一：病房设专职随访员进行随访工作，随访员常由高年资护士担任，临床科室主任、护士长负责监督随访质量。模式二：病房责任护士包干制。患者出院时由责任护士对患者进行资料登记，内容包括患者一般资料、出院诊断、手术日期、手术方式、治疗情况、联系电话以及其主管医生等。患者出院后，责任护士定期电话随访，内容包括患者康复状况、饮食活动情况、健康教育指导,并回答健康咨询问题等,并由护理部、护士长进行院科二级质量控制。最好由患者住院期间的责任护士担任随访工作,因其熟悉患者的情况,利于沟通指导。

二、患者随访的意义

及时对出院患者进行随访,了解诊疗效果,了解患者治疗后的真实感受,有利于医务人员总结经验,促进业务技术的不断提高,也有利于客观评价医院服务及运行状态,自觉接受患者监督,有效改善医疗服务质量。随访中的医患互动还能促进和谐医患关系的建立,提高患者满意度。

(一)随访对患者的意义

患者随访是医疗活动的重要组成部分,是保障医疗安全和医疗救助效果的重要环节。有调查发现,失访患者往往出现依从性下降、治疗中断或治疗方案被取代、再住院概率增加的风险,甚至因此而付出生命代价。Tsutsui 和 Gonseth 等研究发现,心衰患者缺乏治疗依从性是其再次住院的最常见原因,对其随访可使其再住院率下降 30%;Cleland 通过对心衰患者电话随访得出其死亡率明显低于常规医疗组。司徒定莲等调查显示,随访教育可提高糖尿病出院患者的遵医行为,并促进患者主动咨询和按时复诊;李龙英等研究发现对外伤性截瘫患者进行随访可有效减少关节僵硬、肌肉萎缩、骨质疏松、压疮、泌尿系统感染、肺部感染等并发症,提高患者自护能力及生活质量;吴善凤等研究认为随访不仅能预防许多并发症的发生,还能及时了解患者和陪伴者的心理状态,改变患者对疾病、生命和人生的消极态度和行为。

（二）随访对医院的意义

随着医疗市场竞争的日趋激烈，就医就像选择商品一样要求有质量保证和完善的售后服务。目前，除了不断提高医疗技术水平和护理质量，使患者在住院期间得到优质的医疗护理服务，出院后的随访也是留住患者、增加患者对医院信任的又一重要方法。通过随访可了解患者的真实感受，有利于客观评价医院服务及运行状态，可有效改善医疗服务质量，提高竞争力，自觉接受患者监督，促进廉洁行医；了解诊疗效果，有利于医务人员总结经验，促进业务技术的不断提高；随访中的医患互动还能促进和谐医患关系的建立，提高患者满意度。

三、患者出院随访的内容

患者的出院随访是延续性护理服务的重要实现形式，其主要内容如下：

（一）收集患者信息

出院随访要注意收集患者出院后的如下信息：院外的病情、转归和预后、各种管路的维护情况。督促复查，了解患者的心理和社会状况，加强出院健康咨询和指导工作等。

（二）健康问题评估

包括患者病情反馈，是否按医嘱正确服药，是否坚持功能锻炼，疾病对其生活的影响等。

（三）健康行为指导

根据随访对象存在的健康问题，有针对性地进行相关指导，包括病情解释、饮食指导、活动和休息指导、门诊复查等。

(四)给予心理支持

帮助患者调整心态,以积极的态度面对疾病和生活。

除上述内容外随访还包括对医生诊断治疗、护理人员服务、相关科室部门服务、后勤保障等方面的满意度调查以及征求收费、就医环境、医德医风方面的意见及建议等。

四、患者随访的形式

患者的出院随访形式多样、随着现代通讯技术的飞速发展,可以应用电话、QQ、微信、飞信、易信等多种通讯工具开展随访,还包括上门随访和门诊随访、社区随访等多种形式。

(一)电话随访

电话随访就是利用电话对患者的病情变化、康复情况、心理状态等实施指导与监控,在医护人员和患者及患者家庭成员间建立有目的的互动。目前电话坐机、手机普及率高,费用低,快捷实用。通过交谈,患者和家属能感受到随访人员的友好,并能直接进行信息交流与反馈,是医患沟通的良好平台。在我国医疗资源相对不足,康复机构还比较少的现状下,开展电话随访可将医疗服务从医院延伸到患者家中,帮助患者从生理、心理、社会适应能力等方面达到最佳状态,是一种省力、省时、经济、有效的延续服务方式,适应我国的国民经济的发展现状。

进行电话随访要注意选择时机,如果随访时机选择不当可使患者和家属产生不愉快体验而影响随访效果。随访人员语言是否规范、医院奖励机制等也是影响电话随访效果的因素。

（二）信件随访

信件随访是较早采用的随访方式，是医疗随访经典而重要的方法。但随着信息化时代的发展，信件随访因时间、金钱投入多，工作量大，收效不理想逐渐被其他随访方式所取代。另外信件因易丢失、地址变更、文化程度、患者主观因素等均可能导致信件随访失败。

（三）短信随访

短信随访就是建立短信息随访平台，运用现代信息化通讯技术、简单普及的工具（患者的手机）和医院随访网站，通过给患者发出短消息进行随访，其系统具有群发和单独发送及患者有问题可以回复到平台的功能。通过短信息可以问候患者，进行满意度调查，定期询问患者病情、饮食、休息、复诊等情况，并予以相应健康教育，对于患者存在的问题及时予以解决。短信息随访系统可减少因人力资源紧张所带来的随访困难的实际问题，可极大地提高医院的服务质量和整体形象。

（四）门诊随访

目前国内的随访方式大多停留在患者就诊或出院时约定其下次返院复查的时间。这种做法省时、省力，多为医生们对患者进行随访。门诊随访虽然可以获得最可靠、最全面的临床资料，但对大部分外省市或偏远地区的患者来说有一定困难。

（五）网络与微信随访

网络随访就是医务人员以互联网为媒介对出院患者的病情、康复情况、服务情况等进行信息收集和反馈的一种延伸服务。网络随访对患者来说还是一种比较陌生的随访方式，优势与困难并存。优势主要体现在以下几点：随访原始资料能够得以科学记录和保存；随访系统24小时服务，全天候随访；医务人员在特定时间统一处理患者反馈的问题，缓解工作压力。问题主要集中在：网络适用人群比较局限；患者接受度不高；随访疾病比较局限；网络随访机制尚未完善；网络安全存疑。

目前，微信是一个非常方便的实时互动平台，同时兼具书写、语音和视频功能，很多医生和科室建立了患者微信群，大大方便了患者随访和出院后指导。

（六）家庭访视

家庭访视简称家访，是指为了促进和维护个人及家庭的健康，在服务对象家中进行有目的的交往活动，是社区护理的重要内容。家访能给予患者和家属系统的健康教育和正确功能锻炼方法的指导，可避免康复锻炼的盲目性，减少并发症，有效提高患者的自护能力，还对患者的身心治疗和恢复有重要意义。但上门随访需花费的人力、物力、时间较多，且受多种因素的制约，因此并未广泛开展。

（七）出院患者联谊会

联谊会通常以健康教育、情感交流、经验沟通为目的，由医院临床科室组织发动患有某一类特殊疾病患者定期参与的活动，如"乳腺癌"沙龙、"心脏换瓣术后"联谊会、"造口"联谊会等。患者在医护人员的指导下，定期参加活动，就疾病的诊治、康复、自我护理进行经验交流和情感交流，相互支持，共同分担苦恼、减轻孤独感。费淑伟等认为联谊会是提高患者自信心的好办法,能将家庭的关爱、朋友的关心和社交活动、医护人员提供的服务联系在一起,是患者心理康复的最佳途径。

五、患者随访的礼仪和技巧

(一)电话礼仪

电话已成为人们日常工作、学习、生活中不可缺少的通讯工具,电话形象也逐步引起了人们的高度重视。电话礼仪直接影响到护理人员随访的效果和后期的依从性。因此,电话礼仪至关重要,它包括使用电话时的态度、表情、语言、内容及时间等各方面的综合内容。

1. **基本礼仪** 拨打时间要适宜。按照国际惯例,最佳的通话时间是7:00—22:00,避开用餐及午休时间,每次通话时间不宜过长。

2. **举止文明礼貌** 护士接打电话时,不管是发话人还是受话人,都应当态度和蔼、语调亲切、用语规范。一般情况下,护士接打电话时要暂时放下手头的一切工作,集中精力,不能显示出心不在焉的态度;正式通话时,护士应主动通报自己的相关信息,比如姓名、单位等;规范用语,通话时提倡使用普通话,声音清晰、吐字准确,语调亲切平和,音量大小要注意调节,应在安静免打扰的空间内打电话;礼貌用语,通话开始先问候对方,通话完毕时也应彼此告别,做到待人有礼,有始有终;受话人应不可先挂断电话,在通话结束时,受话人应等发话人先挂断后方可挂断电话,不过尊长可先挂断电话,即便他们是受话人。

3. **遵守社会公德** 拨打电话尽量少闲聊,尽量说明主要问题;

接听电话，宜在电话铃响三声内接听，不可有意拖延时间；不可过度提问，不可指责患者或是不经患者的同意侵犯患者的隐私。

（二）家访礼仪

当上门随访时更要注重社交礼仪。进入患者家中之前，提前打电话征求患者的意见，患者同意家访后方可预约时间开展上门随访。

1. 从见面开始，第一步要互相致意，致意往往是从无声语言开始，主要体现在人的体态语言上。礼貌的致意是人们约定俗成的礼节，也是良好人际关系的开始。见面的礼节有微笑礼、注目礼、点头礼、致意礼、拥抱礼、握手礼等，其中微笑是最有魅力的礼节。进门给患者及家属一个舒心的微笑，可以消除彼此之间的陌生感，拉近彼此之间的距离，使人产生放松的感觉。

2. 进门使用恰当礼貌的称呼用语。常用的称谓有4种：一般性称谓（周先生、王夫人、刘女士、王小姐等）、职衔及职业称谓（王局长、刘警官、陈医生、张主任等）、他人及家人的称谓（陈阿姨、刘奶奶、王叔叔、张大爷等）、姓氏称谓（冯老、王老）等。一种友好、礼貌的称呼，可以迅速拉近彼此间的心理距离，所以使用礼貌的称谓是非常必要的。称呼对方时忌用绰号，慎用小名和昵称，要在衡量彼此之间的亲疏关系之后合理应用。

3. 进门后还要做恰当的自我介绍，如"您好，我是天津市肿瘤医院乳腺一科的某某，提前跟您打过电话了，这次来是为了……，您现在方便吗？"观察患者的反应，迎接可能会用到握手礼。握手的一般规则是：女士先伸手、长辈先伸手、上级先伸手、接待来访者时主人先伸手，客人告辞时客人先伸手。应该特别需要注意的是：握手的礼仪是用来律己敬人的，而不是苛求他人的。如果对方有握手礼可以引起注意,如果没有也不必苛责,应灵活掌握。

4．上门随访的重点虽然是对患者目前的病情和恢复情况进行调查,督促复查和进行健康指导,但一味的专业信息的提问和回答模式会令患者疲劳甚至反感。掌握沟通的技巧要从自然性的交谈开始。互相寒暄,了解近况是中国人见面最常见的交往方式。在轻松愉快的气氛中开始本次的随访工作。

（三）与不同年龄患者的交流技巧

1．与儿童患者的交流技巧　儿童的特点是活泼、好动、好玩,善于模仿,接受能力和求知欲望强,但对疾病的耐受力差,表达能力欠佳。所以要交流时首先面带微笑,声音柔和亲切,语言生动活泼、浅显易懂,符合孩子的年龄特征。"某某小朋友,你好,我姓某,你就叫我某阿姨好吗?你还记得我吗?咱们现在已经是朋友了,我会经常来看你,别忘了阿姨哦!"这些将有助于减轻其恐惧感,使患儿有一种依赖感,可以通过轻轻抚摸患者头部（或拉拉手）,表示友好。针对好奇心强的孩子,可以以生动活泼的故事形式收集相关资料和进行健康指导。对患儿的随访主要是对其父母监护人开展相应工作。在任何一项与孩子的接触性评估和治疗、护理活动前都要征得家长的同意,对患儿要多赞扬、多鼓励,讲信用,懂礼貌,有耐心。

2．与年轻患者交流的交流技巧　应做到尊重患者,尊重他们的自尊心,用商量的口吻进行交谈。举止要干脆利落、自然大方。态度要认真、礼貌、和蔼。语言要真诚、肯定,如"我是您的责任护士某某,有什么异常情况您都可以跟我反映,我会竭诚为您服务的。"同时对待异性年轻患者,说话要注意掌握分寸,言行要有节制，不能误导患者产生杂念。不卑不亢、以礼相待。

3．与中年患者交流　中年人虽然在思想和心理上很成熟，对现实有自己的见解，但由于此时期他们处于压力最大的时期，既是家庭的支柱又是单位的骨干，此时他们会对自己身体的关注越来越少，所以护理人员要特别指出疾病恢复和预防指导的重要性。避免华而不实的语言，引起患者的反感，避免做无畏的保证或承诺，言辞恳切，晓之以理。从理解患者的心理压力和角色地位中寻找沟通的话题，逐渐开展相应的随访工作。

4．与老年患者的交流　老年人生理功能衰退，心理上具有孤独、不安、悲观、爱猜疑等特点，具有较强的自尊心，希望得到周围人的尊敬、服从，喜欢追忆往事，特别愿意向他人炫耀自己年轻时的成就。因此与老年人沟通时一定要注意多使用敬语、谦词。对老年人的尊敬、理解、耐心倾听、友好和善、心理帮助更为重要。根据老年人的不同生理特点，提高交流的有效性，如对视听能力下降的老年患者，要充分发挥体态语言的作用，并辅以适度的表情，如点头微笑、同情的目光、温柔的抚摸等，说话距离要拉近些，说话声音要大些等。健康指导时要善于利用老年患者的习惯和特点，将其作为解决问题的沟通点，调动患者的兴趣和积极性，达到很好的配合治疗和护理的目的。

六、随访的时间和频率

普通患者出院后一般至少随访两次，以后根据患者需求而定。随访时间安排：第一次随访一般选择在患者出院一周左右；第二次随访一般选择在患者出院后1个月左右；第三、四次随访一般选择在患者出院后 3 个月、6 个月；第五次随访一般选择在患者出院后 1 年左右，而医疗方面因科研需要，往往随访追踪要更加频繁，耗时更久。

随着随访方式的更新，随访交流的方式和方法也在不断规范和发展中，无论是哪种沟通方式，归根结底都要以为患者服务为根本，尊重患者意愿，真诚地提供帮助和指导，做好患者的贴心顾问和代言人。

（张笑颖　陈育红）

第十九章 "特殊患者"的人文关怀

由于病种病程的原因,或者由于心理或社会的原因,某些患者会成为护理中的"特殊患者"。而人文护理是一个让特殊患者不再特殊的过程。给孤寡老人更多的关爱,可以弥补其患病过程中家庭关怀的缺失;给绝望患者以及时的鼓励可以让他重拾治疗信心。人文护理是回应作为"整体的人"的诉求的护理,是帮助患者实现其人格圆满、人性张扬、精神升华、生命超越的护理。

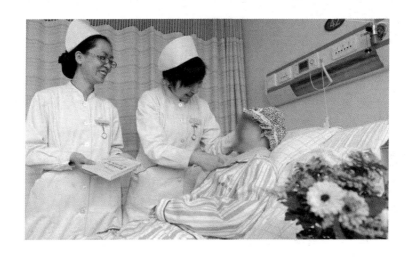

护理故事

结婚生子原本是上天赐予女性的两大人生幸事，但对于年轻的乳癌患者来说，疾病的诊断和整个治疗经过会给当事人带来巨大的心理冲击和创伤，因此产生对未来婚姻生活的恐惧、担忧甚至绝望，强烈的自卑感会导致社交障碍等问题接踵而至。针对这类患者，若不及时开展心理辅导，会严重影响患者的治疗效果和生活质量。

患者，李红（化名），25岁，半年前因洗澡自查到右乳一侧肿物，无不适症状；近一周自觉肿物增大且伴有疼痛感，于2013年11月16日来我院就诊。病理结果显示：右乳浸润性导管癌。这个结果犹如晴天霹雳，患者得知后数度情绪低落，表露绝望之情。医护人员在和患者的沟通中发现，患者对于协商后期手术和治疗工作毫无兴趣，配合度极低；且患者变得少言寡语，不爱与家人交流，对于周围的一切事物较冷淡，认为活着就是在混日子。

王莉（化名），33岁，20天之前刚刚做了母亲。在王莉怀孕38周时，感觉右乳腺上有一个枣样大小的肿物，检查结果竟然会是"癌"。癌症的事实浇灭了她即将为人母的喜悦。女儿出生后的第13天，情绪低落的王莉于2015年1月3日住进了我科。住院以后患者一直紧张焦虑，一方面担心孩子的情况，另一方面担心自己以后的生活和老公的看法。在这种焦虑不安的情绪下，她变得烦躁易怒，思维敏感。

这两位患者的情况在乳腺癌患者中相当普遍，综合相关信息后，我科成立了人文关怀小组，重点加强对此类患者"自尊、自信、自强"心理的重建工作。

首先，在日常的治疗和护理工作中，尊重当事人的意愿，充分保障患者的选择权和自主权，加强重点巡视，对患者的情绪变化和行为表现认真做好班班交接和细致的记录，防止不良事件的发生。

其次，在康复过程中，组织形式多样的人文关怀活动，为新老患者提供交流的平台。比如，邀请抗癌明星参与的"粉红丝带"活动，让康复20多年、10多年的和几年的新老患者们用自己的抗癌经历向年轻患者们传递温暖、希望和力量，使患者渐渐敞开心扉，融入抗癌"粉红大家庭"。眼泪流出来了，担心讲出来了，心理包袱也卸下来了，生活的信心和希望冉冉升起，活着的价值和追求重新确立。

再次，邀请患者家属尤其是父母及配偶加入我们的人文关怀活动，积极向家庭成员宣传抗癌知识；帮助患者建立家庭支持系统，向患者传递更多亲情的关爱和温暖；重建患者对家庭身份的认同感，作为家庭成员的责任感与使命感会给予患者战胜疾病的强大动力。

在充满人文关怀的一次次沟通与交流中，患者不仅仅建立了战胜疾病的信心，更重要的是恢复了对生活的信心及对梦想的追求。患者小齐说："我特别佩服这些抗癌前辈们，她们有的双侧都切除了，有的这么多年一直自己生活。我虽然没有了一侧乳房，但是我还有爱别人的勇气和能力，我还有一直陪伴我、爱我的父母和姐姐。未来我也希望像姐姐们、阿姨们和奶奶们一样，帮助更多的人，尤其是像我一样的年轻人；让她们学会珍惜大好的时光，不要在抱怨和绝望中虚度了后半生！我也要谢谢你们，护士姐姐，是你们给了我重生的希望，没有放弃我，还让我收获了更多的爱，谢谢！"

王莉（化名）也由衷地说："这一路走来，你们比我们更不容易！与癌症斗争，我们每个人都是新人。你们毫不厌倦地接纳了我们每一个人，了解我们的故事，走进我们的内心，给予我们一个温暖有爱心的粉红大家庭！这里每一个人都真诚地跟我讲述每个阶段面临的问题，让我做好心理准备，告诉我不要怕，把他们自己的伤疤揭开给我看。我知道癌症不是死亡，但是抗击癌症一个人的力量是不够的。有爱心人士的支持，有医生护士的关爱，有家人的守候，我们没有理由再沉沦下去！感谢你们一直在指导我们进行新生儿护理，还精心为我女儿准备了礼物（一套迪士尼公主饰品和一本DIY宝贝成长相册）。

相册是护士们为鼓励王莉特意赠送的。相册的扉页上写着："赠予亲爱的果果大宝贝，现在的你，还在襁褓中嗷嗷待哺，我想对你说，你的妈咪是世界上最棒，最美，最优秀的妈咪！她陪你哭，陪你笑，陪你长大，给你拥抱！宝贝，一定要爱她每一天！谨以此相册记录下宝贝与妈咪的甜蜜瞬间。"

从广泛的意义上来讲，在护理工作中，医护人员所面对的每一位患者都具有其"特殊性"。每一位患者的病情不同，性别、年龄、职业、民族都不尽相同，不同的家庭情况、生活习惯、宗教信仰又造就了患者不同的生理与心理诉求。因此，从某种意义上来说，护理工作就是对每一个"特殊个体"的护理，对每一类"特殊人群"的护理。如何了解每一位患者的特殊性，满足每一位患者的特殊需求，是每一位护理人员需要思考的问题。

一、护理中的"特殊患者"

护理工作面对的是形形色色的患者，患者的特殊性决定了护理工作的差异性。这种"特殊"是护理方案制订与实施的依据与标准。然而,在护理中,我们要关照到的"特殊"要素都有哪些,怎么定义患者的特殊性呢?

以往由于技术护理的偏见,患者的特殊性主要取决于病情的特殊性。不同的疾病所需的护理方法显然不同,护理人员依据特殊疾病的治疗需要,制定相应的护理方案。在这种技术理性主宰的护理工作中,我们看似对于肝病患者、肾病患者、乳腺疾病患者的护理是不同的,但归根结底,这些护理中并没有真正体现每一位患者的"特殊性":所有的患者只有一个属性——生物属性,所有的患者只有一个诉求——抚平生理上的苦痛,这正是我们一直诟病的生物医学模式的思维。

在护理中,我们所面对的患者其实是这样的人:从来不会是以单向度的、某一层面的零星碎片形式存在的,而是作为"生物 - 心理 - 社会 - 精神"的高度综合体的存在,是整体的、统一的人。作为生物存在的人,患者有着种种生存、健康、繁衍的欲望和诉求;作为心理、社会、精神存在的人,患者需要有情感、文化、权利、意志、精神的要求与伸张。因此,生物、心理、社会、精神诸属性的内涵真正决定了个体之"特殊",而真正的护理应该能够回应这些"特殊"的需求。

具体来讲,"特殊人群"的特殊性除了病种病情的特殊,还涉及患者心理状况的特殊性以及患者社会定位的特殊性。

(一)病种病程的特殊

病种病程的特殊是护理中首先要考虑的要素。病种及病情的发展程度决定了治疗和护理方案的差异,这首先是一个技术判断,即选择在现有的医学水平下、学界普遍认可的、对某一病程下的某种疾病疗效最佳的治疗方案。尽管如此,选择最优的医疗方案依然需要人文关怀与伦理判断。比如,在占位性病变的检查中,目前学界普遍认可CT检查是优于B超检查的,然而实践中,是否对所有患者采用CT检查,还要参考医疗机构是否拥有相关的设备,患者的经济状况或者患者是否具有特殊的宗教信仰、能否接受相关的检查方式等这些"非技术"的因素。

由此,我们可以看到,治疗、护理从一开始就是"特殊的"、极具"差异性的",把握这些"差异"的必要性已得到普遍的认可,把握这些"差异"所需的人文关怀则需要我们更多的关注。

(二)心理状况的特殊

20世纪之后的医疗实践,已经让越来越多的研究者甚或是患者意识到心理因素作为致病要素在疾病康复过程中的重要性。尤其是20世纪70年代之后,恩格尔教授提出"生物-心理-社会"医学模式之后,逐渐扭转了人们对于健康与疾病的一些错误观念与偏见。公众也越来越多地感受到生活方式、工作节奏、性格、情绪、心理压力等对健康的影响。

因此,护理的差异性必须要把握患者心理状况的"特殊性"。其中至少要包含两个方面:第一,了解患者的性格、生活习惯,了解心理要素对于患者健康状况的影响程度,进而在沟通与护理中给予相应的回应与关照;第二,了解疾病与病情对患者带来的心理冲击,在护理与康复中给予心理重建。

(三)社会定位的特殊

哲学家泰勒说:"人是自我诠释的动物"(story-telling animal),

只有先回答了"我是什么样的故事中的角色",才能回答"我应该做什么";社会身份决定了人的基本身份,决定了"我的需求和欲望、目标和属性、追求和目的";对于患者来说,职业身份、家庭角色、社会认知在疾病的治疗与护理中就成为意义重大的"特殊要素"。一方面,患者社会定位的特殊决定了在处理健康与疾病问题时方式的特殊,比如,医生往往会对自己的疾病有更理性的认识,女性在得知疾病信息后会比男性有更好的承受能力等;另一方面,疾病会对不同社会定位的患者带来不同的心理冲击和影响,比如,截肢手术对舞蹈家意味着职业生涯的终结,乳癌全切术对年轻女性可能意味着对女性身份认知的崩溃等。

因此,把握患者社会定位的特殊性,选择有差别的告知方式、沟通方式、护理方式,是人文护理的应有之意;依据患者社会定位的特殊性,重建患者的自我认同与社会认知是人文护理中的必要尝试。

二、"特殊患者"的"特殊护理"

"特殊患者"的"特殊护理"归根结底是人文的护理,是将人文关怀体现在护理服务的每个细节中的护理。尤其是如何给予癌症患者、临终患者、心理承受能力较差的患者等——"特殊患者"更多的人文关怀。

(一)如何宣布"坏消息"

向重症患者宣布坏消息,对患者来说无疑是一次恶性刺激。患者在描述坏消息的到来时,使用的词汇经常是"噩耗""晴天霹雳""五雷轰顶"……这些词汇能清晰地反映出患者得知患癌的心情,同时也道出了"个人疾病"对患者产生的心理效应。

有研究指出,从应激心理学角度来分析,身体患病(特别是重病)是一种"创伤性事件",因为它威胁到个体的生命、身体或精神世界的完整,会带来异乎寻常的痛苦。在遭遇"创伤性事件"后,个体会表现出高强度的应激状态。在赫姆斯和瑞(T. Holmes&R.H.Rahe)编制的生活事件应激排序表中,"配偶死亡"排在第一位,"家中亲人死亡"排在第五位,"个人身体不适和身体疾病"排在第六位,所以得知自己或亲人患重症的"坏消息"都是重要的应激事件。

因此,在对重症患者宣布"坏消息"时应尽量将患者的应激反应降到最低。为此医护人员要尽可能做到:

1. 了解患者和家属的想法,接受他们的担忧　得到患重病的坏消息后,患者和他们的家属自然会有太多的担心和恐惧,护士要耐心了解患者心中的想法,体察并接受他们的担心和恐惧。患者担心治疗的风险和病情的预后,护理人员可以通过向患者及家属介绍主治医生的学历背景、学科特长、成功的案例等,消除患者的担心;患者担心治疗费用太高,护理人员可以及时向医生反馈,对患者的治疗方案、药物使用方案做出相应的调整。

2. 做好过程告知　对于处在重症监护室的患者,要尽可能做好治疗或处置过程的告知,随时让患者和家属知道患者所处的状态,了解医生和护士所做的努力;对于一些特殊的处置,要通过书面形式(知情同意书)与患者家属进行沟通;对于手术后即将康复出院的患者,应及时进行出院宣教,告知患者今后的注意事项及要面对的问题,并指导患者及家属学习有效的解决方法。

（二）如何有效地干预患者治疗过程中的心理状态

1．及时了解患者的内心状态和心理诉求　在日常护理中，除了做好治疗、护理及管理工作，护理人员应多注意与患者沟通谈心，消除护患的隔阂，鼓励患者说出内心的感受，倾听患者讲述自己的人生故事和感悟，了解患者和家属的担忧，体会和把握患者的心理状态。

2．帮助患者建立家庭支持系统　通过争取患者家属的配合，向家属宣传疾病的防治、康复与心理健康的相关知识，使家属能够科学有效地协助医护人员实施对患者的身心护理。

比如，在对癌症患者或心理承受能力较差的患者进行告知时，我国临床实践中普遍使用的"保护性医疗原则"——向患者隐瞒真实病情，既需要医护人员对患者的保密，又需要家属对患者的保密。家属在接受病情信息后，要避免患者的猜疑，主动化解患者的不良情绪。

对于一些"特殊疾病"的康复治疗，家属的支持更为重要。比如，我们前面提到的"乳腺癌"患者，除了承受肢体缺损的伤害与担忧，更多的焦虑可能来源于对配偶看法、他人眼光的担忧。重建患者的自信，需要家属尤其是配偶的支持与配合，给予更多的爱与关怀，消除当事人的忧虑。

3．帮助患者建立社会支持系统　鼓励患者多结交朋友，利用QQ群、微信群等媒体资源为患者创造一个交流的平台，鼓励患者互相鼓励，互相关心，消除"我与他人不同"的自卑感，重建积极的人生观，一起为了美好的生活而努力。

组织大型社会活动，引起全社会的关注，提高公众的包容度。

比如上文看到的天津医科大学肿瘤医院承办的"粉红丝带"活动，乳腺癌已康复的患者和正在治疗的患者共同参与。通过彼此分享抗癌经历，抗癌明星们用事实和经历鼓励正在和病患做斗争的患者，让她们重新看到生活的希望；通过歌舞表演、服装走秀、诗朗诵等形式，展示积极乐观的精神面貌，表达对战胜疾病、重获健康的信心。

除了对年轻癌症患者加强人文关怀以外，有些医院还开展了对家庭困难患者的爱心捐款服务、对合并精神疾患患者的人文关怀服务和对临终患者的人文关怀服务，所有这些都是回应人文护理"特殊性"的有益尝试。在人文护理中，"特殊人群"不再"特殊"，医护人员用爱心和耐心去理解、关爱和支持这些"特殊患者"，提高他们战胜病魔的信心，使其重拾生活的希望，回归家庭、回归社会。

三、"特殊护理"的原则

（一）共情

在"特殊护理"中，首先需要的就是医护人员的共情能力或者说同理心。给予每一位患者"特殊的"护理，就要了解患者的"特殊性"。共情能力让医护人员走进患者的故事，走进患者的心理情境，真正感知患者的需要与诉求。

（二）不伤害

不伤害是医学伦理中的底线原则，因此，在"特殊护理"中，不伤害是向医护人员提出的最基本的要求。不给患者带来本可以避免的伤害，这种伤害应涵盖身体伤害、心理伤害和经济损失。

（三）尊重

尊重患者的自主权、尊重患者的人格、尊重患者的隐私，对"特殊患者"尤其重要。特别是重症患者、临终患者、心理承受能力较差的患者，尊重是对患者最好的关怀，尊重能够避免对患者带来二次伤害。

（四）平等

"若有疾厄来求救者，不得问其贵贱贫富，长幼妍媸，怨亲善友，华夷愚智，普同一等，皆如至亲之想"。出自孙思邈《大医精诚》的这句话，代表着传统医学中，医生对待患者的应有态度——普同一等，对医生的要求——如至亲之想。医疗中患者人格的平等，要求医生平等待患，而平等待患，并不意味着无差异的对待。因为患者"贵贱贫富，长幼妍媸，怨亲善友，华夷愚智"各有不同，人文护理必须发现这些不同，才能够做到设身处地的替患者着想。最终，人文护理要做到的是消除"特殊"，让患者建立我与"他人并无不同"的信念，恢复身心的健康。因此，我们可以说，人文护理始于平等，终于平等。

（李苗苗　黄知伟）

第二十章 特殊日子的人文关怀

特殊的节日,送去特殊的祝福,为患者营造一个温馨舒适的治疗氛围,创造一个健康和谐良好的康复环境。通过加强人文关怀,可以让每位患者感受到温暖和希望,增强生活的勇气和信心,重新诠释幸福的涵义。

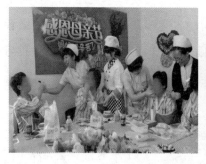
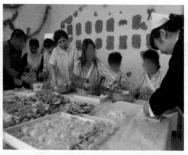
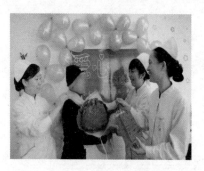

母亲节活动

母亲节快到了,护士长和护士们专门请来了面包师,请患者及家属和护士一起制作"爱心面包"。

举办活动的通知刚刚发布,病房里的患者及家属都纷纷表示对此次活动很感兴趣,李阿姨的女儿说:"5月11日就是母亲节了,我想亲手为妈妈制作爱心面包,希望我的妈妈早日康复!"

母亲节当天,方桌上摆放着面包、果酱和许多制作工具,十多位乳腺癌患者和她们的孩子们围坐在一起等待制作爱心面包,每位母亲脸上都洋溢着幸福的笑容。

护士长首先激动地说:"今天是母亲节,我也是一位母亲,特别能理解大家作为母亲和儿女的感受。相信各位儿女在这个节日里也想为自己的母亲献上爱心和关爱,也相信各位母亲更需要的是家人的陪伴和关怀。今年我们特意请来专业的面点师,教大家一起制作爱心面点,送给你爱的人和爱你的人,弥补我们现场的各位儿女们平日工作繁忙不能长久陪伴母亲的缺憾,大家说好不好?"

话音一落,众人纷纷表示赞同。

故事1:

李阿姨说:"是啊,孩子平时太忙,我这次生病都不敢让她总请假,怕影响她工作。"

护士小李:"阿姨,我们这次活动就是想让孩子在母亲节好好陪您一会儿,尽尽孝心!"

李阿姨的女儿听了说:"妈妈,对不起,以前我工作太忙,没好好照顾您,今天我一定好好陪您!"在场的母亲和儿女无不为之动容并倾情投入爱心面点的制作当中。

故事2：

高阿姨的丈夫早逝，高阿姨独自把女儿抚养长大。女儿婚后长期在北京生活，高阿姨独居在天津，虽然想念女儿却总怕耽误孩子的工作，不能经常见面。由于不想给女儿增添负担，生病也一直隐瞒女儿。直到今年，女儿才得知妈妈患上了乳腺癌。女儿一直满怀歉疚，却没有机会袒露心声。在高阿姨手术前，护理人员得知高阿姨女儿的情况，便鼓励她在母亲节到来时感恩母亲，陪伴母亲，打开心结，互诉衷肠，还同女儿一起策划了感恩活动环节。

一首《时间都去哪儿了》音乐响起，幻灯片同时播放，女儿拉着妈妈的手，一起回顾母女二人一起走过的三十多年的时光！女儿慢慢长大，妈妈慢慢变老，女儿越长大妈妈越孤单，最后照片中只剩下女儿和孙子孙女的合照。

看到这儿，许多母亲和孩子们都哭了！女儿拉着高阿姨的手动情地说："妈妈，这些年真的很对不起您，没能多找时间陪您，没能及早发现您的病，我心里一直很愧疚，这些年您受苦了！对不起，妈妈，您能原谅我吗？"

"傻孩子，妈妈不怪你！我也从没埋怨过这些！你们在北京工作生活也不容易，我理解。"妈妈的坦言让女儿再难控制热泪，母女相拥，在场的每一位都为之动容。

"小时候她们养我们长大，长大后，我们要陪她们变老。"护士长激动地说。

故事3：

王先生是专门请假参加这次母亲节活动的，"以前从来没有觉得母亲需要照顾，直到这次老母亲生病了，我很内疚！以前对她的关心太少了，这次单位知道我来陪母亲，也很支持我！第一次自己做点心，虽然做得不好看，但是看到老母亲高兴，我也很开心！"

这次活动后，护士们还同家属一起把制作的点心送给那些在病房无法下床活动的患者们，让每个人都能分享这份甜蜜，感受这份温暖和感动。看着大家脸上都洋溢着喜悦和幸福，护士们也都欣慰地笑了。

护士节活动

2013年5月12日，一年一度的国际护士节，科室举办了"天使在行动"专项主题活动。主要的活动内容是组织科室的二十几名护理人员对已经出院的患者展开一次非同寻常的家庭访视。此次家访除了常规的定期随访内容（了解患者的康复情况、患肢恢复情况、用药和生活方式等）以外，还安排护理人员为患者家庭送去温暖、关爱和帮助，护士们有的与患者和其家人一起包饺子，有的为患者制作手工艺品，有的为孤独老年做一天儿女，还有的带着自己的孩子和患者的孩子一起游戏玩耍，通过这样主动融入患者家庭生活的过程，让我们每一个人感到爱就在身边，热爱生活，关爱患者是我们护理人不变的追求。

中秋节活动

2015年9月25日，乳腺一科全体医护人员和住院患者及家属在活动室举办了一次以"和谐一家人，团聚庆佳节"为主题的生动有趣又温馨甜蜜的庆中秋活动。我们共同制作DIY爱心月饼并赠予心爱的人。通过亲手制作和赠送互动环节表达医护人员对患者及其家属真诚的理解和关爱，患者也表现出对家人和医护人员由衷的感谢和深切的依恋。我们还组织了丰富多彩的主题活动，开展有"月"字的诗歌大赛和歌唱比赛，以"中秋节"为主题的文艺表演，包括小品、舞蹈和乐器演奏等。通过轻松愉快的交谈和紧张激烈的角逐充分调动起大家的参与意识和团队精神，同时在动情的节目中大家被深深感染，亲情、友情、爱情有机融合，感人至深。最后，大家一起吃月饼，互诉衷肠，珍惜与家人朋友团聚的时光，在温馨和谐的气氛中每个人都收获喜悦和幸福。

"粉红丝带"活动

每年十月份是"国际乳腺癌防治宣传月"，2013年10月23日，天津医科大学肿瘤医院乳腺中心举办了第二届"粉红丝带"活动。旨在呼吁全社会关注乳房健康、关爱乳腺癌患者，帮助她们建立战胜病魔的信心和勇气。参加人员除了医院医护团队，还包括一些处在康复期的乳腺癌患者们，她们用自己的实际行动向更多的乳腺癌姐妹们传递希望和力量。

活动当天，乳腺癌患者们纷纷登上舞台展示自己的才艺，唱歌、舞蹈、小品、T台走秀，内容丰富，形式多样。在精彩纷呈的艺术表演中，她们找回了自信，找到了人生的价值。其中一位年轻的女患者讲述了自己从诊断、治疗，到康复出院的心路历程，"现在我能乐观地面对自己的生活，珍爱自己的家人，相信你们也能行！要对自己有信心，对医院有信心，相信自己可以重返家庭、重返社会，重返美好的人生路……"，在场的患者无不为之鼓舞。

在不断与乳腺癌患者的互动交流中，医护人员也深感到自己责任重大。治病不仅是治愈身体，还要治愈心灵，重塑精神力量，让更多的乳腺癌患者们感受到社会关爱的力量，感觉到社会的温暖，进而增强生活的信心、勇气和力量。

本章依然是我们所说的"特殊护理"的延续，上一章我们试图从"特殊患者"的护理中找到人文关怀的表达方式，这一章我们看到的是如何在"特殊日子"中找到人文护理的可能路径。

一、疾病与患者"叙事能力"的丧失

2001 年，美国哥伦比亚大学临床医学教授 Charon 首次提出"叙事医学"概念，并将其描述为这样一种医疗模式，即具有"叙事能力"的临床医生通过"吸收、解释、回应患者的故事和困境"，为患者提供充满尊重、共情和生机的医疗照护。叙事医学是可以帮助医务工作者了解患者对病痛的切身体验和感受，与患者共情，为患者提供更优质的医疗服务，和以患者为中心的医学模式。在临床实践中，叙事医学可以与循证医学平行发展并与之有效地整合。在对"叙事医学"的阐释中，人们将更多的目光集中于如何培养或提升医生的"叙事能力"（对患者的共情能力、职业精神、亲和力和自我行为的反省）。事实上，"医生叙事"并非"叙事医学"的全部内涵。在医患共同体中，患者的生命故事是"医生叙事"的主轴。因此，"患者叙事"才是叙事医学的逻辑前提。

"患者叙事"是指患者或病患亲属关于疾病和痛苦以及重建被

疾病摧毁的身份的叙事。这种叙事同样需要叙事的能力，或至少是叙事的意愿。往往容易被忽视的是，患者是否具备这样的能力？或者是否有述说的愿望？在遭受突如其来的疾病信息的打击时，尤其是癌症患者、心理承受能力较差的患者，又或者是性格沉默内向的患者，往往难以述说自己的沮丧、绝望，更无法表达自己的欲望与诉求。

疾病信息，尤其是重症信息告知患者后，往往会给患者带来巨大的心理冲击。患者面对的是肢体缺损甚至是生命的终结，对未来生活的担忧、对死亡的恐惧会击碎患者的心理防线，甚至是关于主体身份的记忆。这样一种"疏离的"个体将丧失其"叙事能力"，成为"漂浮的""无根的"主体。于是，医护人员难以把握患者的心理感受、愿望诉求，为患者的治疗、康复、心理重建增加了很大的难度。因此，恢复患者的"叙事能力"是"叙事医学"的前提，也是人文护理的必要内容。

二、在"节日情境"中聆听患者的生命故事

（一）"特殊日子"

1. 传统佳节　传统佳节是文化的重要载体。对于中国人来说，春节、端午节、中秋节等节日，既是家庭成员的团聚日，又是家庭成员的情感表达日。在节日中，一方面，家庭成员得以感受家族的传统习俗；另一方面，每位成员又以自己的方式延续着这种传统。于是，节日的文化、节日的传统构成了家庭成员的身份记忆，造就了家庭成员的责任感与使命感，对于个体认同的建构意义重大。

2. 特殊节日　对于个体而言，除了传统的节日，又存在各式

各样"特殊的节日"。比如孩子的"儿童节"、母亲的"母亲节"、恋人们的"情人节"等,又或者是"生日""结婚纪念日"等具有特殊纪念意义的日子。与传统佳节不同的是,这些日子有着更为特殊的身份标记,在这些节日中,"我"将回忆起我的"特殊身份",感受"特别的"爱与关怀,提醒"我"所担负的特殊使命。

3. 主题节日 如"护士节"以及我们上文提到的"粉红丝带"活动等主题节日。主题节日有着特定的文化内涵,在主题节日中能够实现特定价值观的传递,实现当事人的情感表达和身份重建。

(二)"特殊日子"中的倾诉

由于"特殊日子"所承载的上述文化与情感的内涵,在"特殊日子"中,通过与家人的相聚,与"有着相同经历的"他人的交往,患者得以暂时远离"医院"与"疾病"的环境设定。在这种或"熟悉的"或"平等的"情境中,患者更愿意诉说自己的心路历程,分享自己的治疗感受。

于是,一方面,"节日情境"以其深刻的文化内涵,帮助患者重拾破碎的身份记忆;另一方面,"节日情境"以丰富的情感渲染,方便医患之间以及患者彼此之间萌生情感的共鸣与关联,激发患者对于共同体的依附,恢复其公共生活的能力。恢复了叙事能力的患者才能够以主体身份重构生命的意义。

三、人文护理的道德要求

无论是对"特殊患者"的护理,还是"特殊日子"中的护理,都是人文护理的内在要求,人文护理对当代护理人员提出了提升业务能力之外的更高要求。

（一）转变观念，完善自我

随着人们思想的转变，护理工作得到越来越多公众的重视与认可，同时也对护理人员提出越来越高的要求。中医传统认为医者应"上知天文、下知地理、中知人事"，在人文护理的整体观视野中，当代护理人员同样需要具备这样全面的知识与素养。人文护理要求护理人员除了要具备系统的专业知识、不断提高自身的业务水平外，还要兼修各个领域的知识，比如医学心理学、医学伦理学、预防保健知识、形体美学等，要将对生命的敬重、对患者的关爱转化为自身气质、人格的一部分，将关爱融入日常护理的行为举止中，贯穿于临床护理的方方面面。

（二）良好护患沟通的能力

沟通是人文护理的重要手段，也是维系护患关系的重要桥梁。在护患沟通中，由于信息的不对称以及医护人员的心理优势，护理人员应该发挥主导作用、扮演主要的角色，主动引导患者与医护人员进行良好的沟通与互动。有效的护患沟通一方面要求护理人员要有良好的倾听、观察、分析能力，引导患者说出自己的感受，表达自己的意愿与诉求，并在倾听中发现患者的内心所想、内心所惧，分析原因，给予回应；另一方面，要求护理人员有良好的表达能力，根据沟通的场合、时间，依据患者的性别、年龄、心理状态，选择合适的沟通方式，掌握语言性和非语言性沟通的技巧，注意讲话的语气和感情。通过沟通、交流护理人员能够了解患者的思想状态，与患者建立一种相互信任的关系，配合家属及医院促进患者的角色转化，推动患者的诊治及康复进程。

（三）处理人际关系的能力

人文护理的内涵，一方面揭示了护理的本质不仅仅是技术护理，更包含着丰富的人文属性；另一方面揭示了现代护理的社会化属性，现代护理服务范围已扩展到了学校、企业、社区等人群聚集的社会单位，护理服务的内容由疾病护理扩展到健康护理，同时也扩大到心理护理、健康教育、卫生宣传等层面。因此，在现代护理中，护理人员除了满足患者治疗、康复的需要，还面临着诸多人际关系的协调，如护患关系、医护关系、护护关系等。尤其是护患关系，由于护患双方角色不同、所受教育不同，可能导致护理工作中各种各样的误解或争执，需要护理人员加强继续教育来提高自身的业务素质、法律水平、服务水平，加强与患者的沟通来减少护患纠纷。同时，全面提高在职护士的综合素质，把握好诸多方面的关系，使医、护、患在整个治疗疾病过程中成为三位一体，才能够体现人文护理的全部内涵。

"有时治愈，常常帮助，总是安慰"，刻在美国撒拉纳克湖畔特鲁多医生墓碑上的这句墓志铭，一直以来被当作医学三重境界的写照，昭示着医学的有限性与医学对人的终极关怀。这句话同样适用于现代人文护理的要求，医护人员的一句问候、一个微笑，对于患者来说就是莫大的支持和鼓励；设身处地替患者着想，满足患者的各方面需求；利用护理人员的职业优势，做患者的精神支柱，帮助患者建立生活的信心。只有这样，护理工作才有可能在人们物质存在的土壤上开出精神之花，才有可能在人们生物机体中繁衍出权利、尊严与高贵！

（陈育红　黄知伟）

后　　记

本书以天津市肿瘤医院乳腺肿瘤一科的临床实践为蓝本，梳理了护理工作中的人文关怀。该科室成立于1998年，科室护理团队共计29人，床位88张。年平均住院人数4500余人，手术量3500余例。她们本着关怀、帮助、博爱、奉献的行为准则将优质的人文护理给予每一位患者。她们不仅注重将人文关怀融入护理工作的每一个环节，还通过多种有创意的活动创新人文关怀的途径，提升人文关怀的品质。2014年获得院级"十佳护理团队"，2015年和2016年连续获得全国质量信得过班组和天津市质量信得过班组。

在本书撰写过程中，除本书提到的编者外，科室中还有很多护士参加了写作活动，包括拍摄和处理照片。衷心感谢她们的劳动和付出！

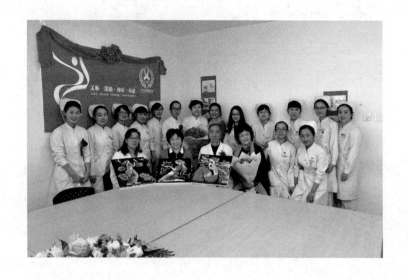